文成天縱

本草品彙精要珍抄二種

BENCAO PINHUI JINGYAO ZHEN-CHAO ER ZHONG

〔明〕劉文泰 等 纂

4

廣西師范大學出版社
GUANGXI NORMAL UNIVERSITY PRESS
·桂林·

第四册目録

御製本草品彙精要（一）

〔一〕此下爲該書的題詞，乃弘治原本及其傳抄本所獨有。

御製本草品彙精要（一）

御製本草品彙精要

本書爲明劉文泰等奉敕纂修的彩繪本草（一五〇五）。影印底本（以下簡稱『底本』）爲該書清康熙間重繪本，殘存十二卷。

形制

索書號六五六九。殘存十三册，卷首、卷一至十二。書高三十釐米，寬十八點五釐米。版框高二十四點八釐米，寬十五點六釐米。每半葉八行，行十六字，雙行小字同。白口，四周雙邊，黑魚尾。上書口載『本草品彙精要』，中書口爲篇名，下書口爲葉次。烏絲欄。工筆仿宋體精抄，朱墨分書。

底本青藍紙封面，無書名籤。卷首一册：首爲題詞，題書名爲『御製本草品彙精要』，書名行下有陽文朱印『北京圖書館藏』；次爲『進本草品彙精要表』，表末署『弘治十八年三月初三日承德郎太醫院院判臣劉文泰等謹上表』；次爲『奉命纂修本草品彙精要官員職名』；次爲『本草品彙精要・序例』；次爲『凡例』（以上均爲墨書）；次爲『神農本經例』（其中凡《神農本草經》文皆爲朱書，其餘『采用斤兩制度例』則爲墨書，後同）；次爲『本草品彙精要目録』，即全書總目録，凡《神農本草經》藥名皆爲朱書，『玄』字缺末筆（全書同此例）。

此下爲正文卷一至十二，共十二册，各册卷次序號連續。此十二卷共存手繪五彩藥圖五百二十幅。

内容提要

關於《本草品彙精要》一書的作者、内容及編纂特點，可見本叢書影印的《本草品彙精要》明末抄繪本的提要，此處不贅。

據《進本草品彙精要續集表》稱：『康熙三十九年七月二十六日武英殿監造臣赫世亨、臣張常住奉聖旨，發下明弘治年繪像《本草品彙精要》四十二卷，再行繪録一部。〔一〕』今影印底本爲該繪録本的前十三册。將底本與《御製本草品彙精要》明弘治十八年（一五〇五）原本逐葉對照，可知其文字内容、彩繪藥圖乃至行格、形制（朱墨分書、提行、頂格等樣式）方面，均忠實於原書。與弘治原本的不同處，主要是抄寫

〔一〕〔清〕王道純、汪兆元：《進本草品彙精要續集表》，見〔明〕劉文泰等纂：《本草品彙精要》，北京：人民衛生出版社，一九八二年，第九六五頁。

字體改用清代逐漸多用的仿宋體，原朱絲欄改爲烏絲欄，藥圖名的藍底黃字改爲白底朱字，『玄』字因避清康熙名諱而缺末筆等。但這些改變皆不損害原書的主體内容。

《御製本草品彙精要》弘治原本今存日本大阪杏雨書屋，國内無存。今國家圖書館所存該書的明末抄繪本，臺北所存明末文俶的《金石昆蟲草木狀》、羅馬所存清安樂堂抄繪本等雖都是《品彙》的傳摹本，但它們依據的底本均原缺卷二。國内今能見到的以《品彙》弘治全本爲底本者只有此康熙間新繪録本，該本雖殘，但保留了完整的卷二，這對研究《品彙》具有重要作用。此外，該本卷七有兩幅『薏苡仁』圖，屬於《品彙》的寫生圖。據研究，這兩幅圖的左圖是真正的薏苡，右圖却是玉米圖〔一〕。玉米原産美洲，成書於一五〇五年的《本草品彙精要》如何能有玉米圖？對此有一種揣測〔二〕，可能是玉米被哥倫布帶到歐洲後，很快傳入明宫廷，先在内苑試種。因玉米形態與薏苡近似，被畫師們一并充作薏苡寫生畫進入本草。此圖在康熙新繪録殘卷中也存在，忠實地反映了弘治原本玉米寫生圖原形。

比較底本與弘治本的藥圖，可以發現清康熙間複製藥圖的畫師也都是頂級高手。其藥圖繪製能保持原圖之真尚在其次，其色彩似更亮麗，筆觸細膩，立體感更强。原爲白色的藥物，或加襯底色，或加陰影，使圖畫更醒目。此底本雖是殘本，但觀摩其藥圖，亦可看出畫師轉繪時許多匠心獨具之處。

該底本内容基本忠實於弘治本，但亦有少許差異，例如弘治本卷五分目録有『千里水』一藥，但其卷五正文無此藥文字。底本可能以爲是脱文，遂在卷五之末補入『千里水及東流水』一條的文字。其實弘治本乃將『千里水』條以『東流水』爲名，移到卷六作爲『今補』藥，并爲之繪圖，其卷五分目録却仍保留此藥名。

著録及傳承

該書未見清代書志記載。《本草品彙精要》康熙重新繪録本深藏宫中，不爲外人所知。陶湘《故宫殿本書庫現存目》著録『《本草品彙精要》四十二卷/凡例一卷/附録一卷/續集十卷/脉訣四言舉要二卷』，并加按語，略曰（括號裏爲小字）：『又明弘治年繪像原書三十六册，格式同《永樂大典》，惟尺寸小十分之一，繪圖設彩，五色鮮明。康熙年敕諭再行繪録者，比弘治本又小十分之二，彩色已遜（可爲畫家顔料考證）。

〔一〕鄭金生：《中藥書籍資料的查找與利用（五）》，《中藥材科技》，一九八三年第六期，第三九至四一頁。

〔二〕鄭金生：《明代畫家彩色本草插圖研究》，《新史學》，二〇〇三年卷十四第四期，第八九頁。

亦三十六册，民國十二年癸亥夏，中正殿灾，兩書流出市廛。弘治本仍完全，康熙重繪本僅存十三册，洵可謂海内之孤帙矣。〔一〕』。此康熙重繪本十三册後歸藏北京圖書館，見《北京圖書館善本書目》著録，云爲『清抄彩繪本』。以後分别爲《中醫圖書聯合目録》《全國中醫圖書聯合目録》及《中國中醫古籍總目》收録。其餘殘卷，可見於日本武田科學振興財團《杏雨書屋藏書目録》：『本草品彙精要殘二十三卷（存卷第二十至第四十二），貴一二，明劉文泰等奉敕撰，康熙三十九年（一七〇〇）武英殿監造赫世亨等據弘治十八年原本奉敕重抄。二帙十册』，又『本草品彙精要殘二十八卷（存卷第十三至第二十一，第二十三至第四十二）相片七百九十二葉，又卷第一殘相片十二葉，卷第二殘相片十葉，研九七〇，明劉文泰等奉敕撰，昭和□年東京文求堂用康熙三十九年清内府鈔本照相。二函八百一十四葉』〔二〕。其中索書號『貴一二』者可以肯定是康熙重繪本。索書號『研九七〇』照相本，據考〔三〕亦係康熙重繪本。以上國家圖書館藏殘卷十三册（卷首一卷，正文卷一至一二），日本杏雨書屋所藏康熙重繪殘卷二十八卷（正文卷二十至四十二），照相本十九卷（正文卷十三至二十一，卷二十三至四十二），則已可湊足康熙重繪全本。

〔一〕轉引自李茂如、胡天福、李若鈞：《歷代史志書目著録醫籍彙考》，北京：人民衛生出版社，一九九四年，第一一七一至一一七三頁。

〔二〕［日］武田科學振興財團、杏雨書屋編刊：《杏雨書屋藏書目録》，京都：臨川書店，一九八二年，第八二〇頁。

〔三〕曹暉、謝宗萬、章國鎮：《清抄彩繪〈本草品彙精要〉殘卷考察》，《江西中醫學院學報》一九九一年卷三第一期，第三五至三六頁、四三頁。

御製本草品彙精要

删證類之繁以就簡去諸

家之譌以從正天產地產

煎成鍜成一按圖而形色

盡知載考經而功効立見

永登仁壽可垂遐遠

進本草品彙精要表

承德郎太醫院院判臣劉文泰臣王槃修職郎

太醫院御醫臣高廷和等謹以所修本草品彙

精要

進呈者臣等誠惶誠恐稽首頓首伏以民生有欲

式弘慮患之規

王道無偏克廣推仁之術蓋大聖亦克用乂雖小

道必有可觀顧茲本草之編實自炎黃而起李

唐之上代有發明趙宋以來時加增正傳流已

越乎千載鋟梓奚啻乎數番奈何吝諏未遍於

遐方兼之詮釋徒拘於己見多或過於餖飣粗
秖識其皮膚遂俾千古不刊之書肆有累朝未
就之歎時將有待事豈徒然茲蓋伏遇
皇帝陛下
乃聖乃神
允文允武
虛心講學雖山川草木亦寧
留意生人曁鳥獸魚鼈咸若
無爲而治
有道之長邇者

嘅醫道之中衰

命臣等以覆正顧惟朽質曷稱

淵謀筆扎屢勤於

尚方指麾一出於

宸斷黜諸舊刻式用新圖躬鉛槧以冰兢撫心膺

而汗愧定異同互考夫諸說大較就簡以芟繁

辨眞僞兼採夫羣書時或補遺而輯畧用嚴君

臣使之別類分上中下之殊列部而系以條比

種而詳其地凡諸草石金玉之類毛蟲飛走之

形而大綱畢舉與夫性味氣質之偏助合反忌

之辨而細目俱陳於以成之有名斯萃薄言觀
者按圖可知是雖出於古人而實備於
今日典彜攸在恭敬是將聊伸犬馬之忱敢謂無
遺於一得猥辱腹心之視庶期有補於萬分鄙
華陀終於不傳嗤漢帝以爲無益竊惟醫流之
用藥譬則世主之掄才苟去取之未精實存亡
之攸繫但臣等媿非醫國之手冀
陛下勿忘苦口之言
居安以慮危原診而知政更期
萬幾之暇

善推所爲克俾一世之民咸躋於壽
元氣同天而不息
皇圖配地之無疆臣等無任瞻
天仰
聖激切屏營之至謹以所修本草品彙精要四十二
卷外目錄一卷裝成三十六帙隨表上
進以
聞臣等誠惶誠恐稽首頓首謹言
弘治十八年三月初三日承德郎太醫院院判臣劉文泰等謹上表

奉
命纂修本草品彙精要官員職名

總督

司設監太監臣張瑜

提調

中議大夫贊治尹通政使司右通政掌太醫院事臣施欽

中憲大夫通政使司右通政同掌太醫院事臣王玉

總裁

承德郎太醫院院判臣劉文泰

承德郎太醫院院判臣王槃

修職郎太醫院御醫臣高廷和

副總裁

太醫院冠帶醫士臣崔鼎儀

太醫院醫士臣盧志

太醫院冠帶醫士臣唐鋐

纂修

太醫院冠帶醫士臣徐鎮

太醫院冠帶醫士臣夏英

太醫院醫士臣錢宙

太醫院冠帶醫士臣徐浦

太醫院冠帶醫士臣徐昊

太醫院冠帶醫士臣吳鉞

太醫院冠帶醫士臣鄭通

中書科儒士臣王瓏

太醫院醫士臣劉翬

太醫院冠帶醫士臣張鐸

催纂

承德郎太醫院院判臣張倫

承德郎太醫院院判臣方叔和

承德郎太醫院院判臣錢鈍

謄錄

中書科冠帶儒士臣吉慶

中書科冠帶儒士臣周時敕

中書科儒士臣姜承儒

中書科儒士臣仰仲瞻

太醫院醫士臣吳恩

太醫院醫士臣祝壽

太醫院醫士臣王棠

太醫院醫士臣方榮

太醫院醫士臣祝恩

太醫院冠帶醫士臣王宜壽

太醫院醫士臣戴仲紳

太醫院冠帶醫士臣何祥

太醫院冠帶醫士臣李潤

中書科冠帶儒士臣練元獻

驗藥形質

奉議大夫通政使司右參議臣丘鈺

奉議大夫太醫院院使臣李宗周

修職郎太醫院御醫臣施鑑

修職郎太醫院御醫臣劉珍

太醫院惠民藥局副使臣楊恒

繪圖

錦衣衛前所旌節司百戶臣王世昌

文思院副使臣王輔

武功中衛中前所百戶臣趙贒

畫士臣鄭宣

錦衣衛錦衣後千戶所舍人臣劉緣

畫士臣趙鐸

臣趙海

臣吳瓚

本草品彙精要

序例

本草之興神農旣辨藥味而卽有其目蓋載

之三墳者也其三百六十五種取以應度數

耳此卽神農本經上藥一百二十種爲君主

養命以應天無毒多服久服亦不傷人故有

輕身益氣不老延年之說中藥一百二十種

爲臣主養性以應人無毒有毒斟酌其宜故

有過病補虛益損之用下藥一百二十五種爲佐使主治病以應地多毒不可久服故有除寒熱邪氣破積聚愈疾之功逮後品第之者率由此也其伊尹湯液之興本乎神農仲景傷寒論作出諸湯液至梁陶隱居始進名醫別錄亦三百六十五種唐顯慶中命蘇恭李世勣等摭其差謬叅考得失又增一百一十四種謂之唐本草宋開寶中詔劉翰馬志

盧多遜李昉王祐扈蒙等又取醫家嘗用有效者一百三十三種刋定而附益之謂之宋本先附蜀孟昶命韓保昇等以唐本圖經稍加增廣世謂之蜀本草而漢唐宋千載之間三經刋著增補猶爲未當厥後宋之嘉祐二年復命掌禹錫等參究諸家本草再加校正補注而成名曰政和經史證類本草世傳旣久經閱賢哲不爲不多每有識者病其繁亂

卒不可正雖有衍義之典以其譌正並存用
之難別及王好古李明之朱彥修等皆作本
草俱簡而畧
皇上嗣登
大寶十有六年嘗於
萬幾之暇亦
親覽之特
命臣等刪繁補缺纂輯成書以便

觀覽然而
仁民愛物之心卽神農黃帝之心也掌太醫院
事右通政臣施欽臣王玉院判臣劉文泰臣
王槃御醫臣高廷和等與同總督修輯太監
臣張瑜膺
命以來夙夜警惕敢不竭庸聞膚見考證諸家之
說刪定補輯以副
聖意切維臣等醫固職業所當司預者非

聖君簡命恐不能息偏執者之言又何以垂乎綿
遠也前代之人雖妍於辭章而方技之理恐
有未諳但臣等才識淺陋不足以當
付任蓋陰陽五行形而上者也飛潛動植形而
下者也皇極經世觀物篇云五行之具各有
相兼飛走之情不無草木故石有水火之分
水有木石之異如斯之類不可不明品彙所
生尤當識別鳥獸蟲魚別胎卵濕化之生草

木果菜分叢植散寄之長其神農本經朱書於前名醫別錄墨書於次此蓋以舊本而參訂之者也嘗觀舊本陶隱居已言於前日華子復注於次至於圖經宋按蜀本陳藏器一物之名言之二三一品之情序之再四唐本既已辯其乖衍義復以非其說陶言既知少當竟未刪除宗奭已鑒前非不能盡釋如此立言者尚昧其真考用者何所取據今則定

為二十四則採諸家之確論條陳於各則之下取舊本之精微參注於今昔之右其圖經議論經前人之講究者也多有切當故書於前陶氏之言擇備於次日華子唐本蜀本云次第其詳藥性論衍義陳藏器各著其要但重疊荐贅者亦從而刪之是非未決者則考而擇用如吳普禹錫沈括諸人之言斗門博濟肘後等方之說不必盡言其人俱謂之別

錄若近代用之獲效輿論昭然者則曰謹按舊本不分者如獨活羌活青皮陳皮白朮蒼朮青廣木香之類功效頗殊形質亦異皆各立其條舊本所遺者若草果三賴八角茴香樟腦爐甘石之流亦繪圖增品此醫之所常用而世之不能無者其生長花葉形質性味先究之於用者貨者復訪之於土產之人一言而必叩其端未嘗己意增損其名請定

宸宮

制曰本草品彙精要臣等稽首奉行是書既就非敢欲超越前代但舊本之文而志士鴻儒則能斟酌其是非新本之條雖初學庸材不待叅詳而即悟大抵方技之書何須義理淵微治病之由貴乎功能易曉臣愚膚見如斯條陳次序於後

凡例

一本草品彙精要首玉石次草次木次人次獸次禽次蟲魚次果次米穀次菜每部悉遵神農本經分爲三品共四十二卷

一神農本經朱書於前名醫別錄墨書於次庶不紊亂

一分二十四則一曰名紀別名也二曰苗敘所生也三曰地載出處也四曰時分生採也五曰收

書蓄法也六曰用指其材也七曰質擬其形也八曰色別青黃赤白黑也九曰味著酸辛甘苦鹹也十曰性分寒熱溫涼收散緩堅輭也十一曰氣具厚薄陰陽升降之能也十二曰臭詳腥羶香臭朽也十三曰主專其病也十四曰行走何經也十五曰助佐何藥也十六曰反反何味也十七曰製明炮爁炙煿也十八曰治陳療疾之能也十九曰合治取相與之功也二十曰禁

戒輕服也二十一曰代言假替也二十二曰忌
避何物也二十三曰解釋何毒也二十四曰贋
辨眞僞也亦以朱書於上而各墨書著於其下
一玉石按皇極經世書分天然人爲之異蓋金石
之類天然者也鹽礬之類人爲者也今據經世
書而分石水火土加金庶幾盡之
一草木穀菜果按皇極經世分草木飛走之四類
其草有草之草草之木草之飛草之走而木穀

果菜並如是例以定物形

一草木之生不一今以特然而起者爲特生散亂而生者爲散生植立而生者爲植生牽藤而緣者爲蔓生寄附他木者爲寄生依麗牆壁者爲麗生自泥淖中出者爲泥生各狀其形以便採用

一禽獸蟲魚分羽毛鱗甲蠃爲五類每類又分胎卵濕化之四生

一玉石草木禽獸蟲魚菜果米穀之類舊本雖有
名用而無形質者今悉博考之繪圖增補
一有世所經用而舊本未載者如玉石之爐甘石
鵝管石東流水甘爛水草之草果三賴木之樟
腦八角茴香果之香圓馬檳榔平波八檐仁銀
杏株子必思荅米之豌豆青小豆菜之胡蘆甘
露子蘑菰香菜薇菜胡蘿蔔天花菜禽之天鵝
鵓鴿鵝水鵞獸之塔剌不花毫豬之類今則考

其形質性味各立其條增補各部之內

一有今名而異乎古稱者用必致疑今以通脫木爲木通木通爲通草假蘇爲荊芥薯蕷爲山藥之類悉改世所通稱之名

一有種同而用異者如薑石之有麥飯石獨活之與羌活枸杞之與地骨檉木之與椿木葉胡麻之與巨勝木香之有青木香栝樓根之與栝樓實朮之有蒼白芍藥之有赤白豺之與狠丹雄

雞之有烏白雌雄之類皆各析其條使用者不難於揀用

一如大鹽戎鹽光明鹽綠鹽俱係鹽類取次於食鹽條後又如殷孽孔公孽石花石牀之類俱附於石鍾乳條後又如益智子鬱金香藿香皆草類也俱自木部移附草部阿魏牡丹盧會皆木也自草部移附木部龍眼椰子榧實皆果也自木部移附果部棠毬自外經移附果部凡係以

類相從者率皆移就一部之中庶不乖紊
一舊本諸家注釋皆依漢唐宋年代先後次序今
議圖經之說多爲切當是經前人所推究者也
故首書之其餘如陶隱居日華子唐本蜀本陳
藏器唐愼微等說必擇考其當者錄之其重言
疊論皆不復瑣屑又衍義之言多能折中雖書
其末實以正諸家之疑也又如近代李明之王
好古朱彥修注釋藥味之言有切於治用者悉

附於左

一刪繁拾遺等本草之論及華陀吳普徐之才掌禹錫等注釋不須逐一詳名但曰別錄云

一藥有近代用效而衆論僉同舊本欠發揮者今考著其詳則曰謹按

一天有陰陽風寒暑濕燥火三陰三陽上奉之溫涼寒熱四氣是也溫熱者天之陽也寒涼者天之陰也此乃天之陰陽也地有陰陽金木水火

土生長化收藏下應之辛甘淡酸苦鹹五味是也皆象於地辛甘淡者地之陽也酸苦鹹者地之陰也此乃地之陰陽也味之薄者爲陰中之陽味薄則通酸苦鹹平是也味之厚者爲陰中之陰味厚則泄酸苦鹹寒是也氣之厚者爲陽中之陽氣厚則發熱辛甘溫熱是也氣之薄者爲陽中之陰氣薄則發泄辛甘淡平涼寒是也輕清成象本乎天者親上重濁成形本乎地者

親下是以辛甘發散爲陽酸苦湧泄爲陰今於各品之下皆法東垣詳其陰陽以辨升降浮沉之理

一用藥法象有云風升生熱浮長濕化成燥降收寒沉藏此五者明五行稟五氣之所生也故曰生物者氣也成之者味也以奇生則成而耦以耦生則成而奇寒氣堅故其味可用以火熱氣耎故其味可用以堅風氣散故其味可用以收

燥氣收故其味可用以散土者冲氣之所生冲
氣則無所不和故其味可用以緩氣堅則壯故
苦可以養氣脈耎則和故鹹可以養脈骨收則
强故酸可以養骨筋散則不攣故辛可以養筋
肉緩則不壅故甘可以養肉堅之而後可以耎
收之而後可以散欲緩則用甘不欲則弗用用
之不可太過太過亦生病今於各品之下的分
生長收藏氣味厚薄以明五行五氣所禀而生

也

一人部舊本不圖緣繪圖之設蓋以取其便於識用耳人身之物所同有者故不復繪

一如天名精之與地松蘩蔞之與雞腸草之類名雖不同其實一物者皆併去之仍類附於退出之次

一書方土生產多依唐宋地名欲更當代郡縣恐先後不同難以考據今復考其世稱

附載卷末

神農本經例

上藥一百二十種爲君主養命以應天無毒多服久服不傷人欲輕身益氣不老延年者本上經中藥一百二十種爲臣主養性以應人無毒有毒斟酌其宜欲遏病補虛羸者本中經下藥一百二十五種爲佐使主治病以應地多毒不可久服欲除寒熱邪氣破積聚愈疾者本下經三品合三百六十五種法三百六十五度一度應一日以成一歲

藥有君臣佐使以相宣攝合和宜用一君二臣三佐五使又可一君三臣九佐使也藥有陰陽配合子母兄弟根莖花實草石骨肉有單行者有相須者有相使者有相畏者有相惡者有相反者有相殺者凡此七情合和視之當用相須相使者良勿用相惡相反者若有毒宜制可用相畏相殺者不爾勿合用也藥有酸鹹甘苦辛五味又有寒熱溫涼四氣及有毒無毒陰乾暴乾採造時月生熟土

地所出眞僞陳新並各有法藥性有宜丸者宜散者宜水煮者宜酒漬者宜膏煎者亦有一物兼宜者亦有不可入湯酒者並隨藥性不得違越欲療病先察其源先候病機五臟未虛六腑未竭血脈未亂精神未散服藥必活若病已成可得半愈病勢已過命將難全若用毒藥療病先起如黍粟病去卽止不去倍之不去十之取去爲度療寒以熱藥療熱以寒藥飲食不消以吐下藥鬼疰蠱毒以

毒藥癰腫瘡瘤以瘡藥風濕以風濕藥各隨其所宜病在胸膈以上者先食後服藥病在心腹以下者先服藥而後食病在四肢血脉者宜空腹而在旦病在骨髓者宜飽滿而在夜夫大病之主有中風傷寒寒熱溫瘧中惡霍亂大腹水腫腸澼下痢大小便不通賁㹠上氣咳逆嘔吐黃疸消渴留飲癖食堅積癥瘕驚邪癲癇鬼疰喉痹齒痛耳聾目盲金瘡踒折癰腫惡瘡痔瘻癭瘤男子五勞七傷

虛之羸瘦女子帶下崩中血閉陰蝕蟲蛇蠱毒所傷此大畧宗兆其間變動枝葉各宜依端緒以取之

採用斤兩製度例

凡採用時月皆是建寅歲首則從漢太初後所記也其根物多以二月八月採者謂春初津潤始萌未衝枝葉勢力淳濃故也至秋枝葉乾枯津潤歸流於下今卽事驗之春寧宜早秋寧宜晚

華實莖葉乃各隨其成熟爾

一古秤惟有銖兩而無分名今則以十黍爲一銖六銖爲一分四分成一兩十六兩爲一斤雖有子穀秬黍之制從來均之已久正爾依此用之

今方家所云等分者非分兩之分謂諸藥斤兩多少皆同爾先視病之大小輕重所須乃以意裁之凡此之類皆是丸散丸散竟依節度用之湯酒之中無等分也

凡散藥有云刀圭者十分方寸匕之一准如梧桐子大也方寸匕者作匕正方一寸抄散取不落爲度錢五匕者今五銖錢邊五字者以抄之亦令不落爲度一撮者四刀圭也十撮爲一勺十勺爲一合以藥升分之者謂藥有虛實輕重不得用斤兩則以升平之藥升方作上徑一寸下徑六分深八分內散藥勿按抑之正爾微動令平調爾云一字者爲二分半少許卽半字是矣

凡丸藥有云如細麻者即胡麻也不必匾但令較略大小相稱爾如黍粟亦然以十六黍爲一大豆也如大麻子者准三細麻也如胡豆者即今青斑豆是也以二大麻子准之如小豆者今赤小豆也粒有大小以三大麻子准之如大豆者以二小豆准之如梧桐子者以二大豆准之一方寸匕散蜜和得如梧子准十丸爲度如彈丸及雞子黃者以十梧子准之

凡湯酒膏藥舊方皆云㕮咀者謂秤畢擣之如大豆又使吹去細末此於事殊不允當藥有易碎難碎多末少末秤兩則不復均平今皆細切之較畧令如㕮咀者乃得無末而片粒調和也

凡丸散藥亦先切細暴燥乃擣之有各擣者有合擣者並隨方所言其酒漬藥如天門冬乾地黃輩皆先切暴獨擣令偏碎更出細擘暴乾若逢陰雨亦以微火烘之既燥少停冷乃擣之

凡濕藥燥皆大耗當先增分兩須得屑乃秤之爲正其湯酒中不須如此也

凡篩丸藥用重密絹令細於蜜丸易熟若篩散草藥用輕疏絹於酒中服卽不泥其石藥亦用細絹篩令如丸者

凡篩丸散藥畢皆更合於臼中以杵擣之數百過視其色理和同爲佳也

凡湯酒膏中用諸石皆細擣之如粟米亦可以葛

布篩令調並以新綿別裹內中其雄黃朱砂輩細末如粉

凡煑湯欲微火令小沸其水數依方多少大畧二十兩藥用水一斗煑取四升以此爲准然則利湯欲生少水而多取汁補湯欲熟多水而少取汁不得令水多少用新布兩人以尺木絞之澄去垽（魚靳切）濁紙覆令密溫湯勿用鐵器或於熟湯上煑令煖亦好服湯寧令小沸熱易下冷則嘔

湧

凡云分再服三服者要令勢力相及并視人之強
羸病之輕重以爲進退增減之不必悉依方說
也

凡漬藥酒皆須細切生絹袋盛之乃入酒密封隨
寒暑日數視其濃烈便可漉出不必待至酒盡
也滓可暴燥微擣更漬飲之亦可

凡建中腎瀝諸補湯滓合兩劑加水煑竭飲之亦

敵一劑新藥貧人可當依此用皆應先暴令燥
凡合膏初以苦酒漬令淹浹不用多汁密覆勿洩
云晬時者周時也從今旦至明旦亦有止一宿
者煑膏當三上三下以洩其熱勢令藥味得出
上之使帀帀沸乃下之使沸靜良久乃止其中
有薤白者以兩頭微焦黃爲候有白芷附子者
亦令小黃色爲度豬肪皆勿令經水臘月者彌
佳絞膏亦以新布絞之若是可服之膏膏滓亦

可酒煑飲之可摩之膏膏滓則宜以傅病上此
蓋欲兼盡其藥力故也

凡膏中有雄黄朱砂輩皆别擣細研如麪須絞膏
畢乃投中以物疾攪至於凝强勿使沉聚在下
不調也有水銀者於凝膏中研令消散胡粉亦
爾

凡湯酒中用大黄不須細剉作湯者先以水浸令
淹浹密覆一宿明旦煑湯臨熟乃內湯中又煑

兩三沸便絞出則勢力猛易得快利丸散中用
大黃舊皆蒸之今不須爾
凡湯中用麻黃皆先別煑兩三沸掠去其沫更益
水如本數乃內餘藥不爾令人煩麻黃皆折去
節令理通寸剉之小草瞿麥五分剉之細辛白
前三分剉之丸散膏中則細剉也
凡湯中用完物皆擘破乾棗梔子栝樓之類是也
用細核物亦打破山茱萸五味子蕤核決明子

之類是也細花子物正爾完用之旋覆花菊花地膚子葵子之類是也米麥豆輩亦完用之諸蟲先微炙之惟螵蛸當中破炙之生薑射干皆薄切之芒消飴糖阿膠皆須絞湯畢內汁中更上火兩三沸烊盡乃服之

凡用麥門冬皆微潤抽去心杏仁桃仁湯柔撻去皮巴豆打破剝去皮刮去心不爾令人悶石韋刮去毛辛夷去毛及心鬼箭削取羽皮藜蘆剔

取根微炙枳實去其瓤亦炙之椒去實於鐺中微熬令汗出則有勢力礬石於瓦上若鐵物中熬令沸汁盡即止凡石皆以黃土泥包使燥燒之半日令熟而解散犀角羚羊角皆鎊刮作屑諸齒骨並炙擣碎之皂莢去皮子炙之

凡湯幷丸散用天雄附子烏頭烏喙側子皆煻灰中炮令微坼削去黑皮乃秤之惟薑附湯及膏酒中生用亦削皮乃秤之直理破作七八片隨

其大小但削除外黑尖處令盡

凡湯酒丸散膏中用半夏皆且完用熱湯洗去上滑以手挼之皮釋隨剝去更復易湯洗令滑盡不爾戟人咽喉舊方云洗十許過今六七過便足亦可煑之一兩沸一易水如此三四過仍挼洗畢便暴乾隨其大小破爲細片乃秤之以入湯若膏酒丸散皆須暴燥乃秤之

凡丸散用阿膠皆先炙使通體沸起燥乃可擣有

不沸處更炙之

凡丸中用蠟皆烊投少蜜中攪調以和藥若用熟艾先細擘合諸藥擣令散不可篩者別擣內散中和之

凡用蜜皆先火煎掠去其沫令色微黃則丸經久不壞掠之多少隨蜜精麤

凡丸散用巴豆去皮心膜杏仁桃仁葶藶胡麻諸有膏膩藥皆先熬黃黑別擣令如膏指擜（莫結切）

視泯泯爾乃以向成散稍稍下臼中合研擣令消散仍復都以輕疎絹篩度之須盡又內臼中依法擣數百杵也湯膏中用亦有熬之者雖生並擣破之

凡用桂心厚朴杜仲秦皮木蘭之輩皆削去上虛軟甲錯處取裏有味者秤之茯苓豬苓削除黑皮牡丹巴戟天遠志野葛等皆搥破去心紫菀洗去土皆畢乃秤之薤白葱白除青令盡莽草

石南茵芋澤蘭皆剔取葉及嫩莖去大枝鬼臼
黃連皆除根毛蜀椒去閉口者及目熬之
凡狼毒枳實橘皮半夏麻黃吳茱萸皆欲得陳久
者良其餘須精新也
凡方云巴豆若干枚者粒有大小當先去心皮乃
秤之以一分准十六枚附子烏頭若干枚者去
皮畢以半兩准一枚枳實若干枚者去穰畢以
一分准二枚橘皮一分准三枚棗有大小三枚

准一兩云乾薑一累者以重一兩爲正

凡方云半夏一升者洗畢秤五兩爲正蜀椒一升者三兩爲正吳茱萸一升者五兩爲正菟絲子一升九兩爲正菴藺子一升四兩爲正蛇牀子一升三兩半爲正地膚子一升四兩爲正此其不同也云某子一升者其子各有虛實輕重不可通以秤准者取平升爲正

凡方云用桂一尺者削去皮畢重半兩爲正甘草

一尺者重二兩爲正云某草一束者以重三兩爲正云一把者重二兩爲正云蜜一斤者有七合豬膏一斤者有一升二合也

凡諸藥子仁皆去皮尖及雙仁者仍切之

凡烏梅皆去核入丸散熬之大棗擘去核

凡用麥蘖麴大豆黃卷澤蘭蕪荑殭蠶乾漆蜂房皆微炒

凡湯中用麝香犀角鹿角羚羊角牛黃蒲黃丹砂

須熟末如粉臨服內湯中攪令調和服之
凡茯苓芍藥補藥須白者瀉藥惟赤者
凡石蟹皆以槌極打令碎乃入臼不爾擣不能細
牛膝石斛等入湯酒拍碎用之
凡菟絲子煖湯淘汰去沙土乾漉煖酒漬經一宿
漉出暴微白擣之不盡者更以酒漬經一宿漉
出暴微白擣之不盡者更以酒漬經三五日乃
出更曬微乾擣之須臾悉盡極易碎

凡斑猫等諸蟲皆去足翅微熬用牡蠣熬令黃

凡諸湯用酒者皆臨熟下之

凡用銀屑以水銀和成泥

凡用鍾乳等諸石以玉槌水研三日三夜漂鍊務令極細

雷公炮炙論序

若夫世人使藥豈知自有君臣既辯君臣寧分相制祇如栨毛（今鹽草也）霑溺立銷斑腫之毒象膽揮黏

乃知藥有情異鮏魚揷樹立使乾枯用狗塗之以犬膽灌之揷魚處立如故也卻當榮盛無名無名異形似玉仰面又如石灰味別止楚截指而似去甲毛聖石開盲明目而如雲離日當歸止血破血頭尾效各不同頭止血尾破血蘳子熟生足𤸷不眠立據弊箄淡鹵常使者甑中箄能淡鹽味如酒霑交今蜜积繳枝又云交加枝鐵遇神砂如泥似粉石經鶴糞化作塵飛枕見橘花似髓斷絃折劒遇鸞血而如初以鸞血煉作膠黏折處鐵物永不斷海竭江枯投游波鷰子是也而立泛令

鉛拒火須仗修天今呼爲補天石如要形堅豈忘紫背有紫背天葵如常食葵菜祇是背紫面青能堅鉛形留砒住鼎全賴宗心別有宗心草今呼石竹不是石者櫻心恐誤其草出歙州生處多蟲獸雌得芹花其草名爲立起其形如芍藥花色青可長三尺已來葉上黃斑色味苦澀堪用煮雌黃立住火立便成庚硇遇赤鬚其草名赤鬚今呼爲虎鬚草是用煮硇砂即生火驗木留金鼎水中生火非猾髓而莫能海中有獸名曰猾以髓入在油中其油沾水水中火生不可救之用酒噴之即止勿於屋下收長齒生牙賴雄鼠之骨末其齒若折年多不生者取雄鼠脊骨作末揩折處齒立生如故髮眉墮落塗半夏而

立生眉髮墮落者以生半夏莖杵之取涎塗髮落處立生目辟眼矓有五花而自正五加皮是也其葉有雄雌三葉爲雄五葉爲雌須使五葉者作末酒浸飲之其目矓者正腳生肉杴裩繫菪根腳有肉杴者取莨菪根於裩帶上繫之感應永不痛囊皺漩多夜煎竹木多小便者夜煎萆薢一片服之永不夜起也體寒腹大全賴鸕鷀若患腹大如鼓米飲調鸕鷀末服立枯如故也血泛經過飲調瓜子甜瓜子內仁搗杵末去油飲調服之立絕咳逆數數酒服熟雄天雄炮過以酒調一錢七服立定遍體瘮風冷調生側附子傍生者曰側子作末冷酒服立瘥也腸虛瀉痢須假草零搗五倍子作末以熟水下之立

止也。久渴心煩，宜投竹瀝；除癥去塊，全仗消硇。消硇卽硇砂、消石二味，於乳鉢中研作粉，同煅了，酒服，神效也。益食加觴，須煎蘆朴。不食者并飲酒少者，煎逆水蘆根并厚朴二味，湯服。强筋健骨，須是蓯鱓。蓯蓉并鱓魚二味，作末，以黃精汁丸服之，可力倍常也。出乾寧記中。駐色延年，精蒸神錦。黃精自然汁拌細研神錦，於柳木甑中蒸七日了，以末蜜丸服，顏貌可如幼女之容色也。知瘡所在，尸點陰膠。陰膠卽是甑中氣垢，少許於尸中，卽知臟腑所起，直至住處知痛，足可醫也。產後肌浮，甘皮酒服。產後肌浮，酒服甘皮立愈。尸瘡舌拆，立愈黃蘇。尸瘡舌拆，以根黃塗蘇炙作末，含之立瘥。腦痛欲亡，鼻投消末頭痛者以消石作末內鼻中立止心痛欲死速覓延胡以延胡索作散酒服之立愈也如斯百種是藥之功某忝遇明時謬看醫理雖尋聖法難可窮微畧陳藥餌之功能豈溺仙人之要術其制藥炮熬煮炙不能記年月哉欲審元由須看海集某不量短見直錄炮熬煮炙列藥制方分爲上中下三卷有三百件名具陳於後

右雷公炮製序上古之文也雖義理高古文勢似欠接續意往古逮今年紀旣多不無脫落且以本

經言之云分三卷而有三百件名具陳於後及稽其數大有不同足以知其非全文也姑錄之以備參考

凡方云丸如細麻子許者取重四兩鯉魚目比之

云如大麻子許者取重六兩鯉魚目比之

云如小豆許者取重八兩鯉魚目比之

云如大豆許者取重十兩鯉魚目比之

云如兔蕈俗云兔屎許者取重十二兩鯉魚目比之

云如梧桐子許者取重十四兩鯉魚目比之
云如彈子許者取重十六兩鯉魚目比之
一十五箇白珠爲準是一彈丸也
凡方中云以水一鎰至二鎰至十鎰者每鎰秤之
重十二兩爲度
凡云一兩一分一銖者正用今絲綿秤也勿得將
四銖爲一分有誤必所損兼傷藥力也
凡云散只作散丸只作丸或酒煑或用醋或乳煎

一如法則

凡方煉蜜每一斤祇煉得十二兩半或一分是數若火少若火過並用不得也

凡膏煎中用脂先須煉去革膜了方可用也

凡修事諸藥物等一一並須專心勿令交雜或先熬後煮或先煮後熬不得改移一依法則也

凡修合丸藥用蜜祇用蜜用餳止用餳用糖祇用糖勿交雜用必宣瀉人也

本草品彙精要目錄

卷之一

玉石部上品之上

已上總三十八種

內二種今增圖

丹砂　雲母石　玉屑

玉泉　礬石　綠礬宋附

柳絮礬宋附　消石　芒消

朴消甜消附　玄明粉宋附今增圖　馬牙消宋附今增圖

生消宋附　滑石　石膽

空青　曾青

三種海藥餘

一十八種陳藏器餘

燒石　石藥　研朱石槌

卷之二

玉石部上品之下

七種神農本經朱字

一種名醫別錄黑字

一種唐本先附注云唐附

八種宋本先附注云宋附

二種今補

菩薩石　婆娑石　爐甘石
鵝管石
一十七種陳藏器餘
暈石　流黃香　白師子
玄黃石　石欄干　玻瓈
石髓　霹靂鍼　大石鎮宅
金石　玉膏　温石
印紙　煙藥　特蓬殺

卷之三

土地　市門土　自然灰

鑄鐘黄土　戸垠下土

鑄鏵鉏孔中黄土　甆塸中裏白灰

彈丸土　執日取天星上土

大甑中蒸土　蚡鼠壤堆上土

塚上土及塼石　桑根下土

春牛角上土　土蜂窠上細土

載鹽車牛角上土　驢溺泥土

三種圖經餘

二十種陳藏器餘

已上總四十五種

內一十三種今增圖

食鹽　大鹽 自下品今移　鹵鹹 自下品今移

戎鹽 鹽藥附自下品今移　光明鹽 唐附今增圖　綠鹽 唐附今增圖

鐵　生鐵　鐵粉 宋附今增圖

鋼鐵　鐵落 今增圖　鐵華粉 宋附鐵佾粉附今增圖

鬼屎　寡婦牀頭塵土

牀四角下土　瓦甑　甘土

二月上壬日取土　柱下土

胡鷰窠內土　道中熱塵土

正月十五日燈盞　仰天皮

蟻穴中出土　古塼　富家中庭土

百舌鳥窠中土　豬槽上垢及土

故茅屋上塵　諸土有毒

卷之五

玉石部下品之上

二十種陳藏器餘

已上總四十八種

內一十七種今增圖

伏龍肝今增圖 石灰 礜石

砒霜宋附砒黃附 鐺墨宋附百草霜附今增圖 硇砂唐附

鉛丹今增圖 鉛宋附鉛灰附 粉錫

錫灰今補 東壁土好土土消土櫝榔附今增圖

赤銅屑唐附銅器附今增圖 錫銅鏡鼻古鑑附今增圖 銅青宋附今增圖

卷之六

玉石部下品之下

卷之七

草部上品之上

一種今補

一種唐本餘

二十六種陳藏器餘

已上總五十四種

內一種今增圖

黃精　菖蒲　菊花 附苦薏

人參　天門冬　甘草

生地黃 原不分生熟地黃今分條　熟地黃 今增圖

千里及　孝文韭　倚待草

雞侯菜　桃朱術　鐵葛

伏雞子根　陳家白藥　龍珠

卷之八

草部上品之中

三十種神農本經朱字

一種宋本先附注云宋附

二十種陳藏器餘

已上總五十一種

內九種今增圖

卷之九

草部上品之下

二十三種神農本經朱字

二種名醫別錄黑字

二種唐本先附注云唐附

五種唐本餘

一十種陳藏器餘

已上總四十二種

內八種今增圖

續斷　漏蘆　營實根附今增圖

天名精　決明子　丹參

五種唐本餘

卷之十

草部中品之上

二十六種神農本經（朱字）

一種名醫別錄（黑字）

二種宋本先附（注云宋附）

三種今分條

一十二種陳藏器餘

已上總四十四種

内二種今定

二種今增圖

葈私以切耳實蒼耳也葉附 葛根汁葉花附 葛粉宋附

栝樓莖葉附 栝樓實原附栝樓下今分條 苦參

當歸 麻黃 木通今定子名鷰覆子附

通草今定并分條 芍藥

赤芍藥原附芍藥下今分條并增圖 蠡音禮實馬藺子也花葉附

瞿音劬麥葉附 玄參 秦艽音膠

百合紅百合附 知母 貝母

優殿　土落草　葎菜

必似勒　胡面莽　海藴

卷之十一

草部中品之中

一十三種神農本經 朱字

九種名醫別錄 黑字

六種唐本先附 注云唐附

六種宋本先附 注云宋附

一種今分條

一十種陳藏器餘

已上總四十五種

內五種今增圖

水萍 王瓜 地榆

大薊 小薊 原附大薊下今分條并增圖 海藻 石帆水松馬藻附

澤蘭 昆布 紫菜附今增圖 防已 木防已附

天麻 宋附 高良薑 百部根

茴香子 唐附舊名蘹香子 款冬花 紅藍花 紅花也宋附

京三稜 宋附雞爪三稜石三稜附 薑黃 唐附蒁藥附

蓽撥 宋附根附 蒟 音矩 醬 唐附 蘿摩子 唐附今增圖

鬱金 唐附 馬先蒿 今增圖 延胡索 宋附今增圖

七種名醫別錄黑字
六種唐本先附注云唐附
二十二種宋本先附注云宋附
一種今分條
一十種陳藏器餘
已上總五十一種
內一十八種今增圖

肉荳蔻宋附　補骨脂宋附　零陵香宋附

薍肝草　石芒　蠶網草

問荊

卷之十三

草部下品之上

三十一種神農本經朱字

五種名醫別錄黑字

一種唐本先附注云唐附

四種宋本先附注云宋附

羊躑躅　藿香（宋附自木部今移）　何首烏（宋附）

商陸（章柳根也）　威靈仙（宋附）　牽牛子

蓖（音卑）麻子（唐附葉附）　天南星（宋附）　三賴（今補）

八角茴香（今補）　兩頭尖（今補）　佛耳草（今補）

三種海藥餘

㮣香　釵子股　宜南草

一十三種陳藏器餘

狼把草　藕車香　朝生暮落花

卷之十四

草部下品之中

一十四種神農本經 朱字

一十種名醫別錄 黑字

一十四種唐本先附 注云唐附

七種宋本先附 注云宋附

一十二種陳藏器餘

已上總五十七種

內一十六種今增圖

羊蹄 酸模附　菰根　萹蓄

狼毒　狶 音喜 薟 音杴唐附　馬鞭草

苧根　白頭翁　甘蕉根 芭蕉油附

甲煎　金瘡小草　鬼釵草

卷之十五

草部下品之下

三種神農本經朱字

六種名醫別錄黑字

九種唐本先附注云唐附

二十三種宋本先附注云宋附

一十一種陳藏器餘

已上總五十二種

內二十八種今增圖

一十一種陳藏器餘

毛茛　蔭命　毒菌

草禹餘糧　鼠蓑草　廉薑

草石蠶　漆姑草　麂目

梨豆　諸草有毒

卷之十六

木部上品之上

一十三種神農本經朱字

四種名醫別錄黑字

三種宋本先附注云宋附

一種今分條

四種海藥餘

一十三種陳藏器餘

已上總三十八種

內三種今增圖

桂 桂心肉桂 桂枝附　牡桂　菌桂

卷之十七

木部上品之下

六種神農本經 朱字

二種名醫別錄 黑字

三種唐本先附 注云唐附

七種宋本先附 注云宋附

一種唐慎微附

二種今補

四種海藥餘

一十三種陳藏器餘

已上總三十八種

內八種今增圖

詹糖香 宋附今增圖　檀香 宋附今增圖　降眞香 唐愼微附今增圖

蘇合香 今增圖　龍腦香 唐附相思子附自中品今移　安息香 唐附自中品今移幷增圖

金櫻子 宋附　樟腦 今補　瀝青 今補

四種海藥餘

落鴈木　栅木皮　無名木皮

奴會子

一十三種陳藏器餘

龍手藤　放杖木　石松

四種唐本先附 注云唐附

二種宋本先附 注云宋附

一種今分條

二十三種陳藏器餘

已上總四十六種

內三種今增圖

桑根白皮 桑椹桑耳葉灰附

五木耳 蕈菌附今分條并增圖

竹葉 根汁實瀝皮竹黃苦竹等附

吳茱萸 根葉幷梂子根附

檳榔

二十三種陳藏器餘

卷之十九

木部中品之下

已上總四十九種

內一十二種今增圖

二十二種陳藏器餘

故木礁　古厠木　桃橛

梭頭　救月杖　地龍藤

火槽頭

卷之二十

木部下品之上

一十四種神農本經朱字

二種名醫別錄黑字

一十二種唐本先附注云唐附

莽草　無食子唐附今增圖　黃藥根宋附
雷丸今增圖　槲音斛若唐附皮附　白楊皮唐附
桄榔子宋附　蘇方木唐附今增圖　櫸樹皮葉山櫸樹皮附今增圖
桐葉花皮油附　胡椒唐附今增圖　釣樟根皮樟材附今增圖
千金藤宋附今增圖　南燭枝葉宋附　無患子宋附今增圖
梓白皮葉附　橡實唐附殼附　石南實附
木天蓼唐附子附　黃環今增圖　溲音搜疏音疎今增圖
鼠李　枳音止椇音矩唐附今增圖　小天蓼宋附今增圖

卷之二十一

木部下品之下

四種神農本經朱字

四種名醫別錄黑字

九種唐本先附注云唐附

一十九種宋本先附注云宋附

一十三種陳藏器餘

已上總四十九種

內二十二種今增圖

一種唐慎微附

一種今補

一十種陳藏器餘

已上總二十六種

髮髲　乳髮　人乳汁

頭垢　人牙齒宋附齒垽附　耳塞宋附

人屎東向厠圊溺坑中青泥附　人溺宋附　秋石今補

溺白垽宋附　婦人月水宋附　浣褌汁宋附

人精 宋附　懷妊婦人爪甲 宋附

天靈蓋 宋附　人髭 唐慎微附

一十種陳藏器餘

人血　人肉　人胞

婦人褌襠　人膽　男子陰毛

死人枕　夫衣帶　衣中故絮

新生小兒臍中屎

卷之二十三

獸部上品

七種神農本經 朱字

三種名醫別錄 黑字

三種唐本先附 注云唐附

二種宋本先附 注云宋附

五種陳藏器餘

已上總二十種

內三種今增圖

海獺　土撥鼠

卷之二十四

獸部中品

七種神農本經（朱字）

六種名醫別錄（黑字）

一種唐本先附（注云唐附）

一種今補

四種陳藏器餘

四種陳藏器餘

豶子膌屎　靈猫　震肉

鸑鷟

卷之二十五

獸部下品

三種神農本經朱字

四種名醫別錄黑字

四種唐本先附注云唐附

猯膏唐附肉胞貛貉附今增圖　鼹鼠音偃　鼺鼠音羸

野豬黃唐附今增圖　豺皮唐附今增圖　狼原附豺下今分條幷增圖

膃肭臍宋附膃肭獸附　麂宋附頭骨附　野駝脂宋附

獼猴唐慎微附肉頭骨手屎皮附今增圖　敗鼓皮今增圖

六畜毛蹄甲今增圖　驢屎唐附尿乳軸垢肉脂等附

墖刺不花今補　毫豬今補

五種陳藏器餘

諸血　果然肉　狨獸

狼筋　諸肉有毒

卷之二十六

禽部上品

二種神農本經朱字

二種名醫別錄黑字

一種唐本先附注云唐附

五種今分條

一種今移

九種陳藏器餘

已上總二十種

內八種今增圖

丹雄雞　白雄雞今分條幷增圖　烏雄雞今分條幷增圖

烏雌雞今分條幷增圖　黃雌雞今分條幷增圖　雞子今分條

白鵝膏毛肉卵蒼鵝附今增圖　鶩肪家鴨白鴨屎附今增圖

鷓鴣唐附　鴈肪今增圖　魚狗自陳藏器今移幷增圖

九種陳藏器餘

鷸瑁　鷃蟬　陽烏

鳳凰臺　鸀鳿　巧婦鳥

英雞　駝鳥矢　鵁鶄

卷之二十七

禽部中品

三種神農本經 朱字

三種名醫別錄 黑字

八種陳藏器餘

已上總一十四種

內二種今增圖

雀卵腦頭血屎附　鸛屎石鸛附今增圖　伏翼

天鼠屎　鷹屎白今增圖　雉肉

八種陳藏器餘

蒿雀　鶡雞　山菌子

百舌鳥　黃褐侯　鷩雉

鳥目無毒　鸜鵒膏

卷之二十八

禽部下品

已上總三十一種

內一十六種今增圖

白鶴 宋附今增圖　孔雀 今增圖　鴟頭 尺脂切 今增圖

鸂鶒 宋附今增圖　斑鵻 宋附青鵻附今增圖　烏鴉 宋附

練鵲 宋附今增圖　鴝鵒 唐附今增圖　雄鵲

鸕鷀屎 頭附　鸛骨 今增圖　白鴿 宋附今增圖

百勞 宋附今增圖　鶉 宋附今增圖　啄木鳥 宋附今增圖

慈鴉 宋附今增圖　鶻嘲 宋附今增圖　鵜鶘 宋附今增圖

鴛鴦 宋附今增圖　天鵝 今補　鴇 今補

六種名醫別錄黑字

一種唐本先附注云唐附

二種宋本先附注云宋附

八種食療餘

二十三種陳藏器餘

已上總五十種

內五種今增圖

石蜜　蜂子大黃蜂土蜂附　蜜蠟白蠟附今增圖

鱭魚　鯸鮧魚　鯮魚

黃魚　魴魚

二十三種陳藏器餘

鱘魚　鱁鮧魚　文鷂魚

牛魚　海豘魚　杜父魚

海鷂魚　鮠魚　鞘魚

鱣魚　石鮅魚　魚鮓

魚脂　鱠　昌侯魚

一十種宋本先附注云宋附

二種唐慎微附

一種今移

二種海藥餘

二十種陳藏器餘

已上總五十六種

內一十五種今增圖

蝟皮　蜂房土蜂房附　鼈甲肉能魶附

卷之三十一

蟲魚部下品

一十八種神農本經朱字

一十二種名醫別錄黑字

二種唐本先附注云唐附

一十三種宋本先附注云宋附

三十六種陳藏器餘

已上總八十一種

內一十六種今增圖

蝦音遐蟇音麻蟾蜍山蛤田父附　牡鼠肉糞附今增圖

馬刀　蛤蜊音梨宋附今增圖　蜆音顯宋附今增圖

白花蛇 宋附　烏蛇　金蛇 宋附銀蛇金星鱔附
蟯蛝　五靈脂 宋附　蠍 宋附
螻 音婁 蛄 音姑　馬陸 今增圖　鼃 音蛙
鯪鯉甲 今人謂之穿山甲　珂 唐附今增圖　蜻蛉
鼠婦 濕生蟲也　螢火 今增圖　甲香 唐附
衣魚
三十六種陳藏器餘
海螺　海月　青蚨

卷之三十二

果部上品

二種今分條

五種陳藏器餘

已上總二十種

內三種今增圖

荳蔻花山薑花附　藕實莖石蓮荷葉花鼻附　橘核皮附

青皮原附橘下今分條并增圖　柚原附橘下今分條　大棗生棗及葉附

仲思棗宋附苦棗附　葡萄　栗

蓬虆力軌切　覆盆子今增圖　芰音技實菱角也

卷之三十三

果部中品

卷之三十四

果部下品

三種神農本經 朱字

五種名醫別錄 黑字

一十種宋本先附 注云宋附

七種今補

一種今移

四種陳藏器餘

已上總三十種

內七種今增圖

卷之三十五
米穀部上品

二種宋本先附注云宋附

一種今分條

三種陳藏器餘

已上總一十一種

內四種今增圖

胡麻葉附　巨勝子油葉附原附胡麻下今分條并增圖

胡麻油宋附今增圖　青蘘音葙今增圖　麻蕡音墳子附

白油麻宋附　飴糖今增圖　灰藋今增圖

三種陳藏器餘

師草實　寒食飯　䒗米

卷之三十六

米穀部中品

二種神農本經 朱字

一十六種名醫別錄 黑字

五種宋本先附 注云宋附

三種陳藏器餘

已上總二十六種

内一十七種今增圖

生大豆宋附穭豆附　大豆黃卷今增圖　赤小豆

酒糟附今增圖　粟米粉泔糗附今增圖　秫米今增圖

粳米今增圖　青粱米　黍米今增圖

丹黍米　白粱米今增圖　黃粱米今增圖

蘖米今增圖　舂杵頭糠今增圖　小麥麵麩麥苗附

大麥苗麵麥蘖附今增圖　穬麥今增圖　麴宋附今增圖

卷之三十七

米穀部下品

一種宋本先附注云宋附

二種今補

五種陳藏器餘

已上總一十四種

內三種今增圖

醋今增圖　稻米穩稈穰附　稷米

腐婢　醬今增圖　陳廩米今增圖

罌子粟宋附　豌豆今補　青小豆今補

一十三種宋本先附 注云宋附

一種陳藏器餘

已上總二十八種

內一十六種今增圖

冬葵子 根葉附　莧實　胡荽 宋附子附今增圖

邪蒿 宋附今增圖　同蒿 宋附今增圖　胡瓜葉 即黃瓜也宋附根實附今增圖

石胡荽 宋附今增圖　蕪菁 即蔓菁也子附　白冬瓜 今增圖

白瓜子 今增圖　甜瓜 宋附子葉附今增圖　瓜蔕 花附

卷之三十九

菜部中品

六種神農本經 朱字

六種名醫別錄 黑字

二種唐本先附 注云唐附

一種唐愼微附

七種今補

一種陳藏器餘

已上總二十三種

內一種今增圖

醍醐菜 唐慎微附

一種陳藏器餘

翹搖

卷之四十

菜部下品

二種神農本經 朱字

六種名醫別錄 黑字

三種唐本先附 注云唐附

十種宋本先附注云宋附

一種今補

一種陳藏器餘

已上總二十三種

內一十四種今增圖

卷之四十一

本草圖經本經外草類總七十五種內一種今補

龍牙草　苦芥子　野蘭根

都管草　小兒羣　菩薩草

仙人掌　千里光　九牛草

刺虎　無心草　紫背金盤

石逍遙　胡堇草　生瓜菜

建水草　紫袍　老鴉眼睛草

天花粉　瓊田草　石垂

紫金牛　雞項草　拳參

金燈　石蒜　蕁麻

山薑　馬腸根　撒馥蘭今補

一枝箭今補　隔山消今補　九仙子今補

本草圖經本經外木蔓類二十八種內四種今補

大木皮　崖櫻　鵝抱

雞翁藤　紫金藤　獨用藤

瓜藤　金稜藤　野豬尾

烈節　杜莖山　血藤

卷之四十二

二十六種玉石類

青玉 白玉髓 玉英

璧玉 合玉石 紫石華

白石華 黑石華 黃石華

厲石華 石肺 石肝

石脾 石腎 封石

陵石 碧石青 遂石

白肌石 龍石膏 五羽石

鬼蓋　馬顛　馬唐
馬逢　牛舌　羊乳
羊實　犀洛　鹿良
莵衷　雀梅　雀翹
雞涅　相烏　鼠草
蛇舌　龍常草　離樓草
神護草　黃護草　吳唐草
天雄草　雀醫草　木甘草

桑莖實　滿陰實　可聚實

讓實　蕙實　青雎

白背　白女腸（赤女腸附）　白扇根

白給　白并　白辛

白昌　赤舉　赤涅

黃秫　徐黃　黃白支

紫藍　紫給　天蓼

地朕　地芩　地筋

荆莖　鬼麗（音麗）　竹付

祕惡　唐夷　知杖

坔（音地）松　河煎　區余

三葉　五母麻　疥拍腹

常吏之生　救赦人者　丁公寄

城裏赤柱　城東腐木　芥

載　慶　腂（戶瓦切）

一十五種蟲類

練石草　弋共　蕈音譚草

五色符　蘘音襄　翹根

鼠姑　船虹　屈草

赤赫　淮木　占斯

嬰音櫻桃　鴆直陰切鳥毛

宋本退一種神農本經

彼子

今退二種一種宋附一種名醫別錄

新舊藥味共一千八百一十五種
內四十六種今補
二十一種今分條
二種今定
三十一種今移
三百六十六種今增圖
外二種今退

總四十二卷

外序例凡例目錄一卷

附録

不入湯酒藥味

藥味畏惡反忌

妊娠服禁

地名考正

諸藥異名

共三十六帙

本草品彙精要目錄終

本草品彙精要卷之一

玉石部上品之上

一十種神農本經 朱字

二種名醫別錄 黑字

五種宋本先附 注云宋附

三種海藥餘

一十八種陳藏器餘

巳上總三十八種

內二種今增圖

丹砂　雲母石　玉屑

玉泉　礬石　綠礬宋附

柳絮礬宋附　消石　芒消

朴消甜消附　玄明粉宋附今增圖　馬牙消宋附今增圖

生消宋附　滑石　石膽

空青　曾青

三種海藥餘

本草品彙精要卷之一

玉石部上品之上

石之石

丹砂 無毒

石穴生

辰州丹砂

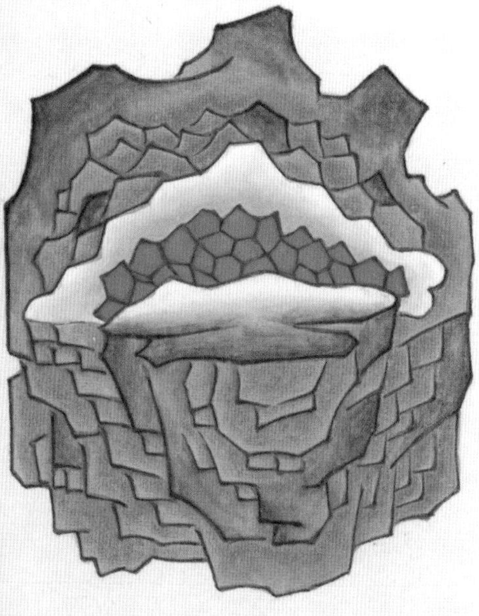

宜州丹砂

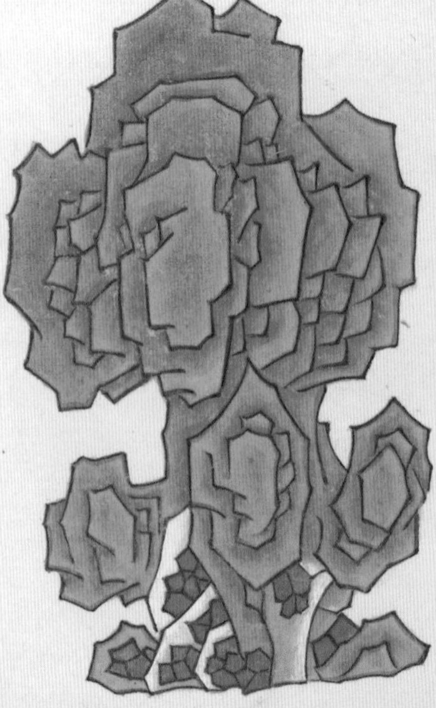

丹砂 出神農本經 主身體五臟百病養精神安魂魄益氣明目殺精魅邪惡鬼久服通神明不老能化為汞 以上朱字神農本經 通血脈止煩滿消渴益精神悅澤人面除中惡腹痛毒

氣疥瘻諸瘡輕身神仙以上黑字名醫所錄

名 雲母砂　馬齒砂　豆砂　末砂

土砂　石砂　朱砂　真朱

光明砂　馬牙砂　無重砂

越砂　鹿蔌砂　妙硫砂

白庭砂　金座砂　梅栢砂

白金砂　澄水砂　玉座砂

辰錦砂　芙蓉砂　陰成砂

箭簇砂　曹末砂　鏡面砂

平面砂　神末砂　金星砂

巴砂

地 圖經曰丹砂生符陵山谷今出辰州宜州階州而辰州者最勝謂之辰砂生深〻山石崖間土人採之掘地數十尺始見其苗乃白石耳謂之朱砂牀

砂生石上其塊大者如雞子小者如石榴子狀若芙蓉頭箭簇連牀者紫黯若鐵色而光明瑩澈碎之嶄巖作墻壁又似雲母片可析者眞辰砂也無石者彌佳過此皆淘土石中得之非生于石牀者【陶隱居云】出武陵西川諸蠻夷中皆通屬巴地謂之巴砂仙經亦用越砂出廣州臨津者二處並好惟光明瑩澈爲佳如雲母片者謂之雲母砂如樗蒱子紫石英形者謂馬齒砂亦好如大小豆及大塊圓滑者謂豆砂細末碎者謂末砂此二種麁不入藥用
但可畫用爾

【時】
【生】無時
【採】無時

質 光明瑩澈如雲母可析者良

色 赤

味 甘

性 微寒

氣 氣薄于味陰中之陽

臭 朽

主 鎮心安魂魄

反 畏鹹水

製

雷公云 凡使宜須細認尚有百等有妙硫砂如拳大或重一鎰有十四面面面如鏡若遇陰沉天雨即鏡面上有紅漿汁出有梅栢砂如梅子大夜有光生照見一室有白庭砂如帝珠子大面上有小星現有神座砂金座砂玉座砂不經丹竈服之而自延壽命次有白金砂澄水砂陰成砂辰錦砂芙蓉砂鏡面砂箭簇砂曹末砂土砂金星砂平面砂神末砂不可一一細述也夫修事朱砂先于一靜室內焚香齋沐然後取砂以香水浴過了拭乾即碎搗之後向鉢中更研三伏時竟取一甕鍋子著研了砂于內用甘草紫背天葵五方草各剉之著砂上下以東流水煑亦三伏時勿令水火

闕失時候滿去三件草又以東流水
淘令浄乾𪑛又研如粉用小甆瓶子
盛又入青芝草山鬚草半兩葢之下
十斤火鍜從巳至子時方歇候冷再
研似粉如要服則入熟蜜丸如細麻
子大空腹服一丸如尋常入藥乳極
細水飛
過用

治

療藥性論云鎮心并尸疰風日華子
云潤心肺療瘡疥痂息肉服并塗
用別錄云傷寒時氣温疫頭痛壯
熱脉盛纔一二日者以一兩水煑
一升頓服覆衣被取汗即瘥又療
小兒未滿月驚着似中風欲死者
以新汲水濃磨汁
塗五心上立瘥

【合治】以一兩水煑數沸爲末合酒服療妊婦子死腹中不出

【贗】武都仇池雄黃挾雌黃者名爲丹砂方家亦往往俱用此爲僞矣

石之石

雲母石 無毒　土石生

江州雲母

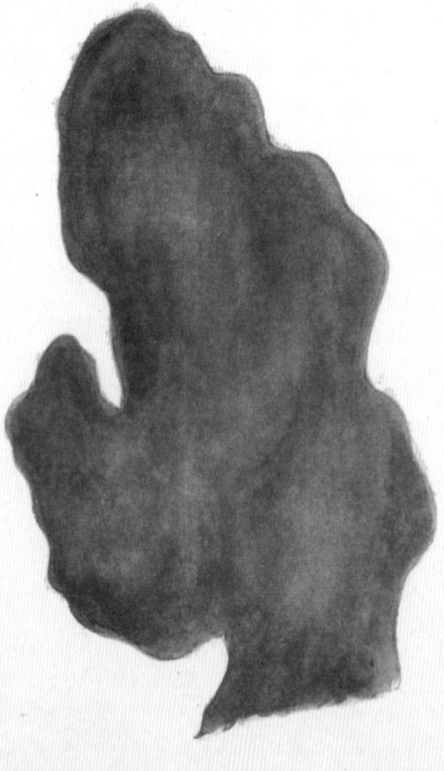

兗州雲母

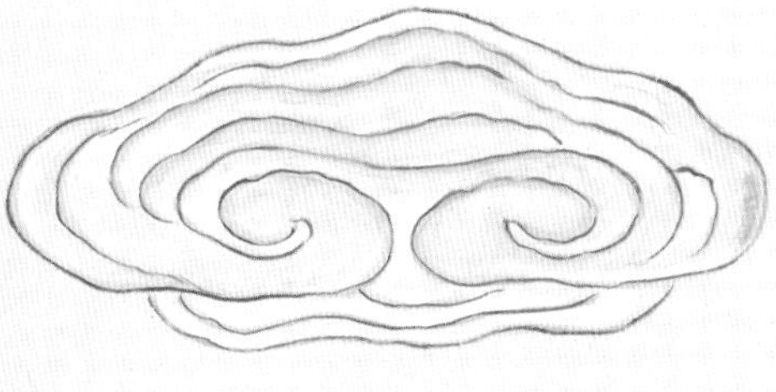

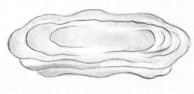

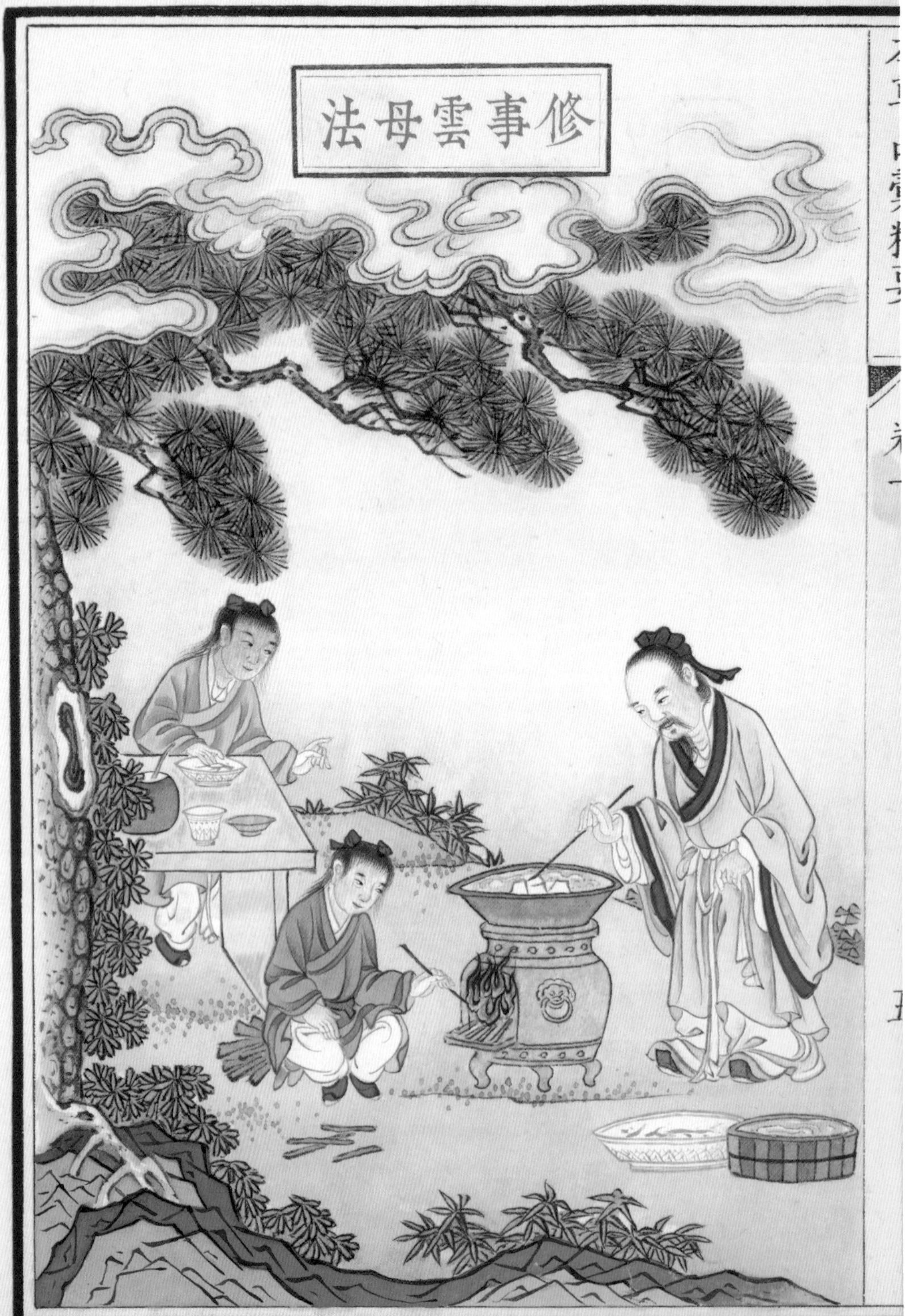
修事雲母法

雲母石 出神農本經 主身皮死肌中風寒熱如在車船上除邪氣安五臟益子精明目久服輕身延年 以上朱字神農本經 下氣堅肌續絕補中療五勞七傷虛損少氣止痢悅澤不老耐寒暑志高神仙 以上黑字名醫所錄

【名】雲珠 雲華 雲英 磷石 雲液 雲砂 雲膽 地涿

【地】圖經曰生泰山山谷及琅琊北定山今兗州雲夢山江州濠州杭越間有之多生於土石間作片成層可析明滑光白者爲上其片絕有大而瑩潔

者今人或以飾燈籠亦古屏扇之遺事耳抱朴子內篇云雲母有五種人莫能辨當舉以向日詳視其色乃可知其正於陰地視之不見其雜色也其五色並具而多青者名雲英宜以春服之五色並具而多赤者名雲珠宜以夏月服之五色並具而多白者名雲液宜以秋服之五色並具而多黑者名雲母宜以冬服之但有青黃二色者名雲砂宜以季夏服之晶粣切晶純白者名磷石四時可服也然則醫方所用正白者乃磷石一種耳惟青州江東及廬山者爲勝其黯黯純黑有文斑斑如鐵者名雲膽雜黑而强肥者名地涿及江南多青黑色者皆不可入藥也

時 採 二月取

用 通透輕薄者

質 類紗縠而明淨

色 青赤黃白黑

味 甘

性 平緩

氣 氣厚於味陽中之陰

臭 朽

【主】下痢腸澼

【助】澤瀉為之使

【反】畏鮀甲及流水惡徐長卿

【製】雷公云凡修事一斤先用小地膽草紫背天葵生甘草地黃汁各一鎰乾者細剉濕者取汁了於甆鍋中安雲母并諸藥了下天池水三鎰著火煑七日夜水火勿令失度其雲母自然成碧玉漿在鍋底却以天池水猛投其中將物攪之浮如蝸涎者即去之如此三度淘淨了取沉香一兩擣作末以天池水煎沉香湯三升以末分為三度再淘雲母漿了日中曬任用

治療別錄云雲母粉消風瘮遍身百計治不瘥者以清水調服之亦主帶下并淋疾傅金瘡及一切惡瘡尤妙

補藥性論云補腎冷

畲雲母粉合生羊髓和如泥塗之療火瘡敗壞

禁色黃黑者厚而頑赤色者經婦人手把者並不中用

忌羊血

石之石

玉屑無毒 石生

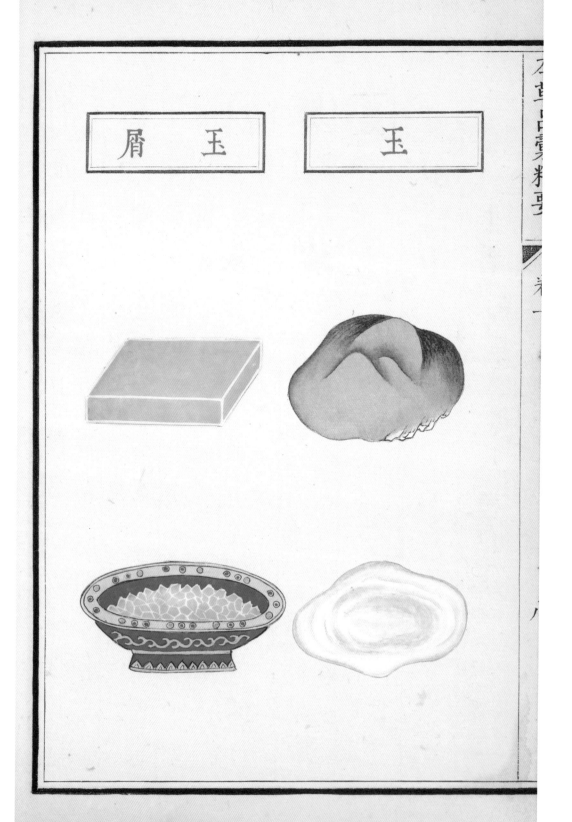

玉

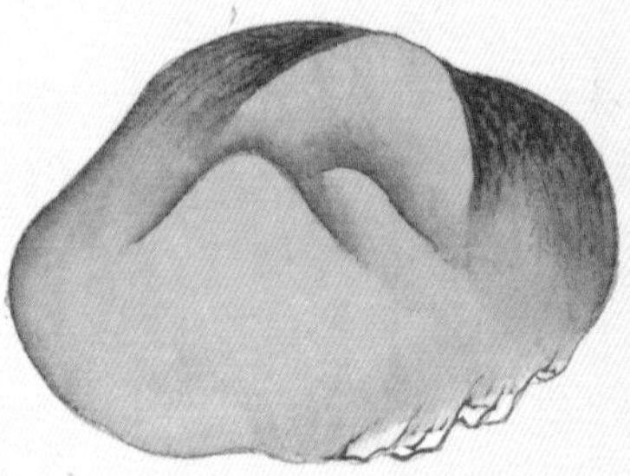

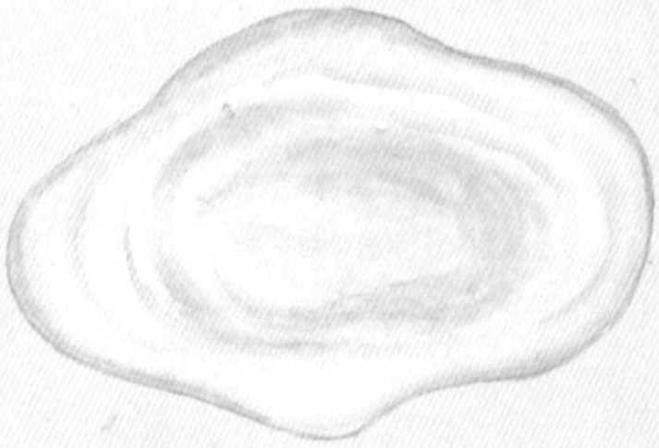

玉屑

玉屑主除胃中熱喘息煩滿止渴屑如麻
豆服之久服輕身長年名醫所錄

名 玄眞　璞玉　瑴　琛　和氏璧
球琳　璠璵　珩　瓊　連城璧
黃璧　玄璧　琚　瑶　璆　瑜
青璧　白璧　白玉　碧玉　紫玉
綠玉　蒼玉　紅玉
玫瑰　赤璋

地 圖經曰玉按本經玉屑生藍田陶隱
居注云好玉出藍田及南陽徐善亭
部界中日南盧容水中外國于闐踈
勒諸處皆善今藍田南陽日南不聞
有玉禮器及乘輿服御多是于闐國
玉陶隱居云玉屑是以玉爲屑非應

別是一物仙經服穀玉有擣如米粒乃以苦酒輩消令如泥亦有合漿者

蘇恭云屑如麻豆服之取其精潤藏府滓穢當完出若爲粉服之即使人淋壅書傳載玉之色曰赤如雞冠黃如蒸栗白如截肪黑如純漆爲之玉符而青玉獨無說焉又其質溫潤而澤其聲清越以長所以爲貴也今五色玉青白者常有黑者時有黃赤者絶無雖禮之六器亦不能得其眞然服玉食玉惟貴純白他色亦不取焉

【時】【採】無時

【用】屑

質 類水精而溫潤

色 白

味 甘

性 寒緩

氣 氣之薄者陽中之陰

臭 朽

主 止渴滅瘢

反 惡鹿角

製　陶隱居云仙經服轂韟玉有擣如米粒乃以苦酒輩消令如泥服之

治　療日華子云潤心肺明目滋毛髮助聲喉別錄云含玉嚥津以解肺熱

合　璧玉合金銀麥門冬等煎服滋養五臟除煩躁

石之水

玉泉　無毒　穴生

玉泉

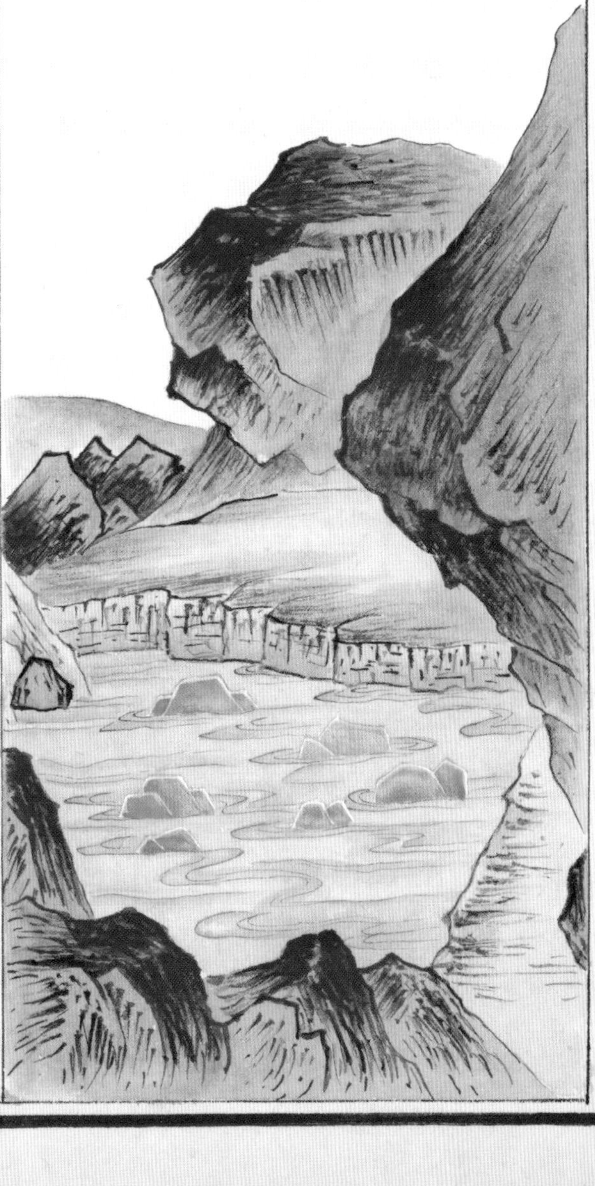

玉泉出神農本經主五臟百病柔筋强骨安魂魄長肌肉益氣久服耐寒暑不饑渴不老神仙人臨死服五斤死三年色不變以上朱字

神農本經利血脉療婦人帶下十二病除氣癃音隆明耳輕身長年以上黑字名醫所録

名　玉札　玉液　瓊漿

地　**圖經曰**玉泉生藍田山谷**陶隱居**云藍田在長安東南舊出美玉此當是玉之精華白者質色明澈可消之為水故名玉泉今人無復的識者惟通呼為玉玉爾蘇恭云玉泉者玉之泉液也以仙室池中者為上其以法化為漿者功劣於自然泉液也**衍義曰**經云玉泉生藍田山谷今藍田山谷無玉泉泉水古今不言採又曰服五斤古今方水不言斤又曰一名玉札如

此則不知定是何物諸家所解更不
言泉但爲玉立文陶隱居雖曰可消
之爲水故名玉泉誠如是則當言玉
水亦不當言玉泉也今詳泉字乃是
漿字於義方允採
玉爲漿斷無疑焉

時 採無時

用 漿

質 明澈如水

色 白

味 甘淡

性 寒

氣 氣之薄者陽中之陰

臭 朽

主 治血塊

反 畏款冬花

石之水

礬石 無毒　煎鍊成

晉州礬石

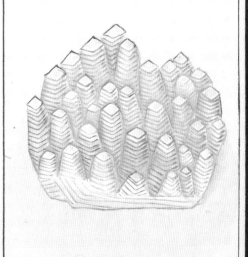

礬石 出神農本經 主寒熱洩痢白沃陰蝕惡瘡目痛堅骨齒錬餌服之輕身不老增年 以上朱字神農本經 除固熱在骨髓去鼻中息肉 以上黑字名醫所錄

【名】羽涅（泥結切）　黃礬　馬齒礬　白礬
羽澤　黑礬　礬蝴蝶　青礬
絳礬　皂礬　皂莢礬
石膽　礬精

【地】【圖經曰】生河西山谷及隴西武都石門今白礬則晉州慈州無為軍初生皆石也採石碎之煎鍊乃成礬有五種其色各異謂白礬青礬黃礬黑礬絳礬也白礬則入藥又有礬精礬蝴蝶皆鍊白礬時候其極沸盤心有濺溢者如物飛出以鐵匕接之作蟲形者謂之礬蝴蝶但成塊如水晶者謂之礬精此二種入藥力緊於常礬也【衍義曰】今坊州礬務以其火燒過石取以煎礬色惟白不逮晉州者皆不可多服損心肺却水故也水化書紙

上纔乾水不能濡故知其性却
水治涎藥多須者用此意爾

時 採 無時

用 白色光明者

質 類方解石而明淨

色 青白

味 酸澀

性 寒

氣 味厚氣薄陰中之陽

臭　腥

主　泄痢消痰

助　甘草為之使

反　畏麻黄惡牡蠣

製　用甕瓶盛於火中煆過研細為度

治　療　圖經曰白礬治蛇咬蝎螫以刀頭燒赤礬置刀上成汁乘熱滴咬處○黑礬染髭鬢　唐本注云青黑二礬療疳及諸瘡黄礬亦療瘡生肉　藥性論云礬石治鼠漏瘰癧及鼻衄齆鼻生含嚥津治急喉痺　日華

子云白礬除風去勞消痰止渴暖水臟別錄云白礬治小兒臍中赤腫汁出不止燒細研傅之治目瞖及胬肉以真白好者內一黍米大於患處卽令淚出綿拭之令惡汁盡其疾日日减瞖自消薄治脚氣衝心以白礬三兩用水一斗五升煎三五沸浸洗脚良治足甲長刺入肉作瘡枯白礬末內瘡中卽瘥若牙縫中出血如衄貼之亦愈治猘犬咬人摻礬末於傷處裹之止痛其瘡速愈治耳卒腫出膿水以礬燒末日三四度用筆管吹耳中或綿裹塞之立瘥治患蠆齒碎壞欲盡常以綿裹礬石含嚼之其汁吐出治大小便不通用白礬細末

令患人仰卧滿罯於臍中以新汲水滴之覺冷透腹內即通如無臍孔以紙作環高一指亦依前法用之治初產小兒有皮膜如榴中膜裹舌或遍舌根以指甲刺破令血出燒礬灰細研傅之半菉豆許若不摘去兒必瘂治脚膝風濕虛汗少力多疼痛及陰汗燒礬作灰細研一匙投沸湯中淋洗痛處

【合】白礬合桃仁葱湯浴之出汗治中風失音疥癬○白礬一兩以水二升煑一升內蜜半合治胷中多痰瘀癖頭痛不欲食者頓服令吐未吐當飲少熱湯○白礬合雞子罯醋中治小兒舌上生瘡飲乳不得者塗兒足底二

七即愈○礬石燒爲末每日合酒調
方寸匕日三服治陰痒脫○白礬末
和豬脂綿裹塞鼻中數日治鼻中瘜
肉自隨藥出○煎醋半升投礬石末
一兩於醋中浸洗蝎螫痛處効○飛
礬合炒紫色黃丹調貼驢涎馬汗毒
所傷○白礬燒灰合鹽花細研爲散
以筯頭點治懸癰垂長咽中妨悶○
白礬十二分以熱酒投化用馬尾揾
酒塗之治小兒風瘮不止○白礬一
分以水四合銅器中煎取半合下少
白蜜調之以綿濾過每日三度點小
兒目睛上白膜○白礬一兩燒灰合
露蜂房一兩微炙爲散每用二錢水
一鍾煎十餘沸熱漱
吐之治牙齒腫痛

石之水

綠礬 無毒 煎鍊成

綠礬治喉痺蚛牙口瘡及惡瘡疥癬釀鯽魚燒灰和服療腸風瀉血 名醫所錄

地 圖經曰生隰州溫泉縣池州銅陵縣並煎礬處出焉初生皆石也採得碎之煎鍊乃成今染家亦多用之

時 採無時

用 明淨者佳

【色】綠

【味】酸

【性】寒

【氣】氣薄味厚陰也

【臭】腥

【主】喉痺口瘡

【治】【療】【經驗方】治小兒疳氣不可療神効丹丸用火煆通赤取出用釅醋淬過復煆如此三度細研用棗肉和丸如菉豆大溫水下日進兩三服

今醫家用治痰壅
及心肺煩熱甚佳

石之水

柳絮礬 無毒 煎鍊成

柳絮礬消痰治渴潤心肺 名醫所錄

地 圖經曰生河西山谷及隴西武都石門及隰州温泉縣池州銅陵縣並出礬處有之初生皆石也採得碎之煎鍊乃成凡有五種其色各異此礬惟輕虛如綿絮故以名之

時 採無時

用 輕虛者佳

色 灰白

味 酸

性 寒收

氣 氣薄味厚陰也

臭 腥

主 消痰止嗽

治 療 圖經曰治痰壅及心肺煩熱

石之水

消石 無毒 土生

消石

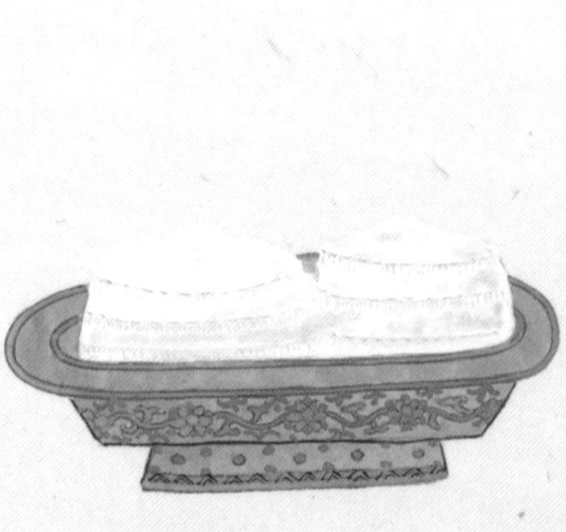

消石 出神農本經 主五臟積熱胃脹閉滌去蓄

結飲食推陳致新除邪氣鍊之如膏久服

輕身以上朱字神農本經療五臟十二經脉中百二十疾暴傷寒腹中大熱止煩滿消渴利小便及瘻蝕瘡天地至神之物能化七十二種石以上黑字名醫所錄

【地】圖經曰南北皆有之以西川者爲佳此即地霜也掃得煎鍊而成如解鹽燒之成焰都盡能化金石其性畏火而能制諸石使拒火亦天地之神物也今之入藥多以朴消中來在上者爲芒消其在下凝結如石者即消石也蓋諸消同體本經各載所出州土者乃方俗治鍊之法有精粗療疾之

功有緩急故須分別如芎藭之與蘼蕪大戟之與澤漆俱是一物本經亦各著州土者蓋根與苗土地各有所宜非別是一物也其朴消消石輩亦此義歟今濟南肥城縣有洞深二三里曰婁敬洞亦產消石人嘗採得煎鍊而成方家用之珍於他消也

收 甆器盛貯

用 瑩澈者佳

質 類晉礬而輕脆

色 白

味 苦辛微鹹扁鵲云甘

性 大寒洩

氣 氣薄味厚陰中之陽

臭 朽

主 潤燥輭堅

助 大黄及火爲之使

反 惡苦參苦菜曾青畏女菀杏仁竹葉

製 硫黄幷粥

雷公云凡使先研消石如粉以甆瓶子於五斤火中鍜令通赤用雞腸菜

栢子仁和作一處分丸如小帝珠子許待瓶赤投消石於瓶子內其消石自然伏火每四兩消石用雞腸菜栢子仁共十五箇帝珠子盡爲度○如常用研令極細以甆瓶盛炭火中鍛令通赤

治療藥性論云治項下瘰癧瀉根出破血破積散堅結及腹脹日華子云含之治喉閉別錄云五種淋疾又頭痛欲死鼻內吹消末即愈并服丹石人有熱瘡疼不可忍用紙環圍腫處中心塡消令滿用匙抄水淋之覺甚不熱疼即止又血淋小便不出時下血疼痛滿急熱淋小便赤色淋瀝不快臍下急痛每服二錢並用冷水調下如石淋莖內

痛尿不能出引小腹膨脹急痛尿下砂石令人悶絕將消石末先入銚子內隔紙炒至燋爲度研細温水下

【倉】取消石研令極細每夜臨卧以銅筯取如黍米大點目眥頭至明早以鹽漿水洗之治眼赤痛○取消石三兩以暖水一升和匀待冷取故青布摺三重可似赤處方圓濕布搨之熱即換頻易療惡寒嗇嗇似欲發背或已生瘡腫瘾瘮立瘥○合葵子末煎湯調下二錢治勞淋勞倦虛損小便不出小腹急痛○合木通湯調下二錢治氣淋小腹滿急尿後常有餘瀝○合小麥湯調下二錢治小便不通

禁 妊娠不可服

石之水

芒消 無毒 土生

芒消

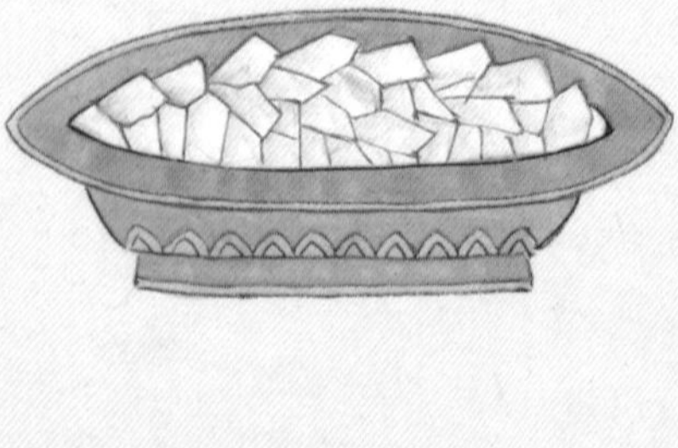

芒消主五臟積聚久熱胃閉除邪氣破留

血腹中痰實結搏通經脉利大小便及月水破五淋推陳致新名醫所錄

名 盆消

地 圖經曰生益州山谷武都隴西今南北皆有之此亦出於朴消也以朴消用煖水淋汁澄清鍊之傾木盆中經宿瑩白如氷雪結細芒而有廉稜蘇脆易碎風吹之則結霜泯泯如粉故謂之芒消又謂之盆消也其性和緩古今多用之入藥以寧州者爲佳

時 生無時 採三月

收　以甆器盛貯

用　明淨者爲好

色　白

味　辛苦

性　寒洩

氣　味厚於氣陰也

臭　朽

主　時疾壅熱利大小便

【助】石韋爲之使

【反】惡麥句薑硫黃畏京三稜

【製】雷公云以水飛過用五重紙濾過去脚於鐺中乾之方入乳鉢研如粉任用

【治】療藥性論云通女子月閉癥瘕下瘰癧黃疸病漆瘡以汁傅之時疾壅熱能散惡血別錄云代赭煎湯淋浸之火丹毒水調塗之一切瘮水煑塗之小兒赤遊行於體上下至心即死以芒消内湯中取濃汁以拭丹上又療關格大小便不通脹滿欲死用消三兩紙裹三四重炭

火燒之令內一升湯中盡服當先飲湯一升候吐出乃服之又取消一兩置銅器中急火上鍊之放冷後以生絹細羅治眼有瞖點眼角中每臨卧時點一度

【合治】研消合豬膽治傷寒發豌豆瘡未成膿塗之立効

【禁】妊娠不可服

石之水

朴消 無毒 附甜消 土生

朴消

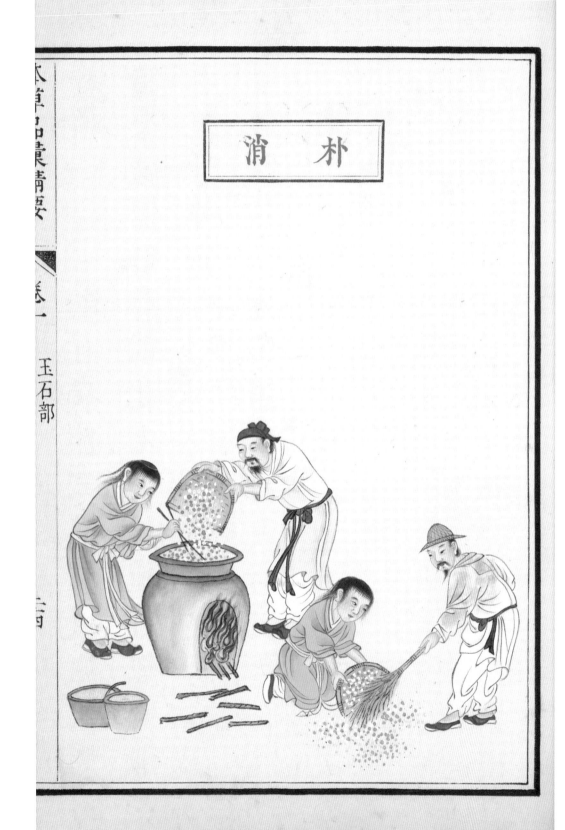

朴消 出神農本經 主百病除寒熱邪氣逐六腑積聚結固留癖能化七十二種石鍊餌服之輕身神仙 以上朱字神農本經 胃中食飲熱結破留血閉絶停痰痞滿推陳致新 以上黑字名醫所錄

【名】消石朴

【地】圖經曰生益州山谷鹹水之陽及武都隴西西羌以西川者爲佳彼人採掃之以水淋取汁一煎而成乃朴消也鍊之白如銀能寒能熱能滑能澀能辛能苦能鹹能酸入地千年不變色青白者佳黃者傷人赤者殺人一

名消石朴其未鍊成塊微青色者亦謂之朴消朴卽未化之義一說芒消輩皆從此出故謂之朴也一種甜消更好或云出於英消鍊治之法未聞

時 【生】無時 【採】冬月取

收 以磁器盛

用 明淨者爲好

質 如碎礬

色 白

味 苦辛

性 寒洩

氣 氣薄味厚陰中之陽

臭 朽

主 蕩滌臟腑實熱

反 畏麥句薑

治 療 藥性論云 除腹脹大小便不通女子月候不通 日華子云 通洩五臟百病及癥結天行熱疾消腫毒及頭痛排膿潤毛髮 孫眞人曰 含之治口瘡 葛仙翁曰 食膾不化取此以蕩逐之 別錄云 喉痹用一兩細

細含嚥汁
須刻立瘥

【含】每消一大斤冬合蜜十三兩春夏秋合蜜十二兩先擣篩消成末後以白蜜和令勻便入青新竹筒隨小大者一節著藥得半筒已上即止不得令滿却入炊甑中令有藥處在飯內其虛處出其上不妨甑箄即得候飯熟取出乘熱綿濾入一甆鉢中竹篦攪勿停手令至凝即藥成收入盒中如夏月即於冷水浸鉢然後攪凝每食後或欲卧時含半匙漸漸嚥之療熱壅涼胸膈驅積滯如要通轉亦得○用二兩擣羅爲散合生麻油調塗頂上治時氣頭痛不止○取鍊成消半兩細研如粉每服合蜜水調下一錢

七日三四服治乳石發動煩悶及諸風熱○爲末每服二錢七合温茴香酒調下無時服治小便不通膀胱熱○臘月中以新瓦罐滿注熱水用消二升投湯中攪散掛北簷下候消滲出罐外羽收之合人乳汁調半錢掃一切風熱毒氣攻注目瞼外及發於頭面四肢腫痛應手神驗

【禁】黃者傷人赤者殺人妊娠不可服

【代】以芒消代之

石之水

玄明粉 無毒　鍛鍊成

玄明粉

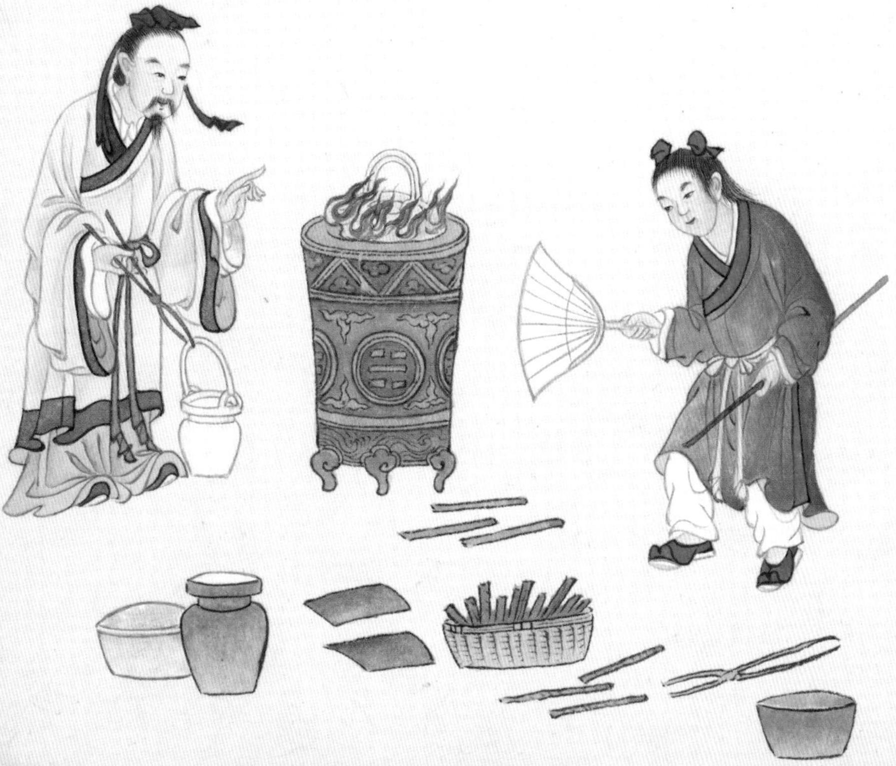

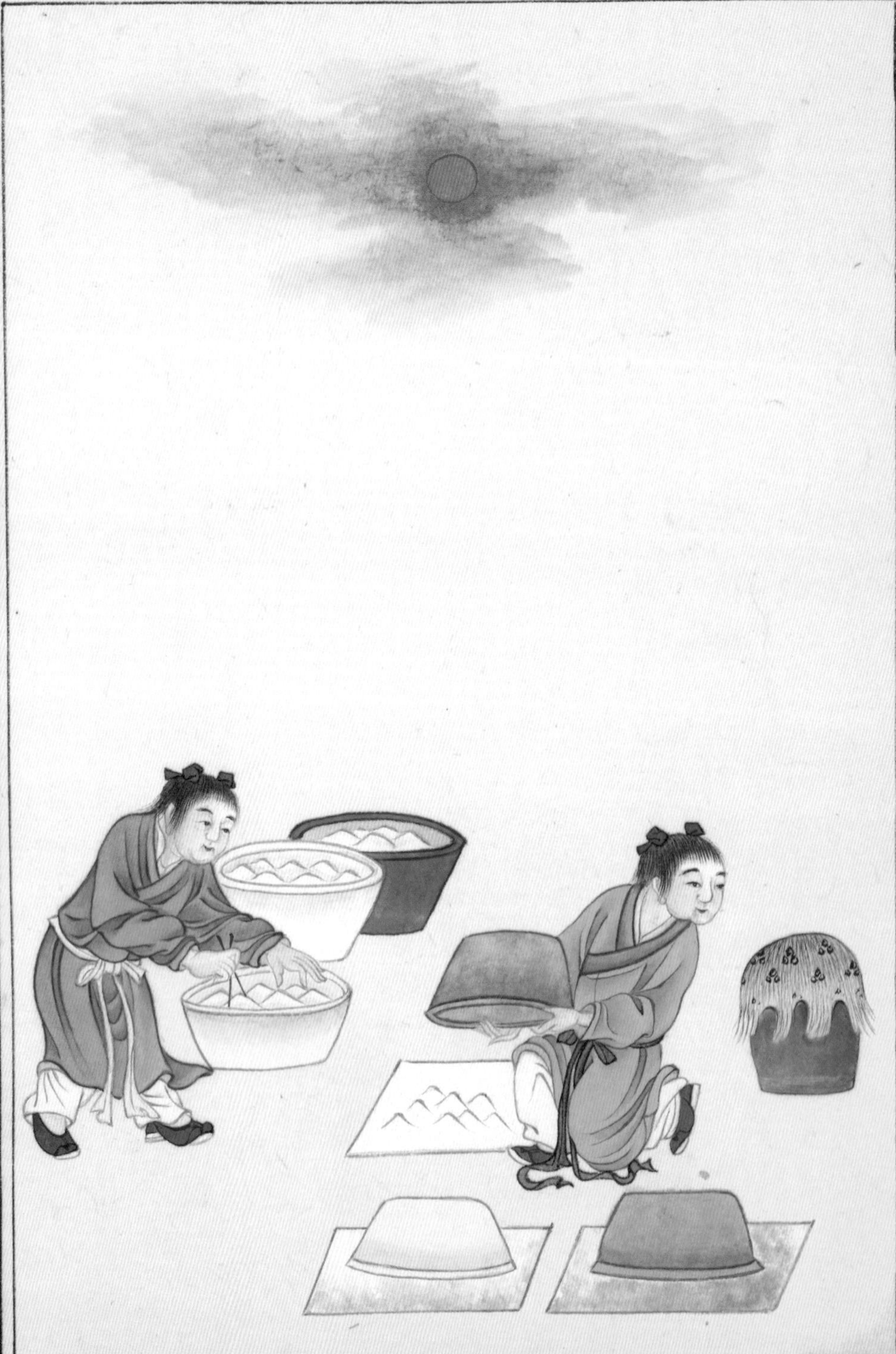

玄明粉主心熱煩躁并五臟宿滯癥結明目退膈上虛熱消腫毒名醫所錄

【地】

太陰經云以益州朴消二斤須是白淨者以甆罐一箇疊實却以瓦一片蓋罐用十斤炭火一鍛罐口不蓋著炭一條候沸定了方蓋之復以十五斤炭鍛之放冷一伏時提罐出藥以紙攤在地上盆蓋之一伏時日取乾入甘草二兩生熟用細擣羅爲末別錄云明淨朴消不拘多少於臘月霜雪凝寒之際用皂莢三兩重畧炮搥碎溫熱湯六盌挼去查浸化薄紙二重濾過澄清入鐵鍋內煑至一半候溫傾出瓦盆內於見天處露一宿次

早結塊再用淨熟水六盌化開入大
蘿蔔八兩重切作二分厚一片用煑
見蘿蔔熟爲度仍傾在瓦盆去蘿蔔
片再放在見天處露一宿次日結塊
去水取出濾乾入好皮紙袋盛懸掛
當風處自然成粉乃陰中有陽之藥
太陰之精華
水之子也

收　甆器盛貯

用　白淨者佳

質　類膩粉而輕亮

色　白

味 辛甘

性 冷散緩

氣 氣薄味厚陰中之陽

主 積熱煩躁

製 研細爲末

治 療別錄云治諸熱毒風除冷疰癖氣脹滿五勞七傷骨蒸傳屍頭痛煩熱搜除惡疾五臟秘澀大小腸不通三焦熱淋疰忤疾欬嗽嘔逆口苦乾澀咽喉閉塞心肝脾肺臟胃積熱驚悸健忘榮衛不調中酒中

膽飲食過度腰膝冷痛手足疲久冷久熱四肢壅塞背膊拘急眼目昏眩久視無力腸風痔病血癖不調婦人產後小兒疳氣陰毒傷寒表裏疫癘等疾

補別錄云久服令人輕身耳聰駐顏

禁 痼冷寒多者勿服

忌 苦參

解 中諸魚藕菜飲食毒以葱白煎湯一盌調玄明粉兩錢頓服之立瀉下

石之水

馬牙硝 無毒 土生

馬牙硝

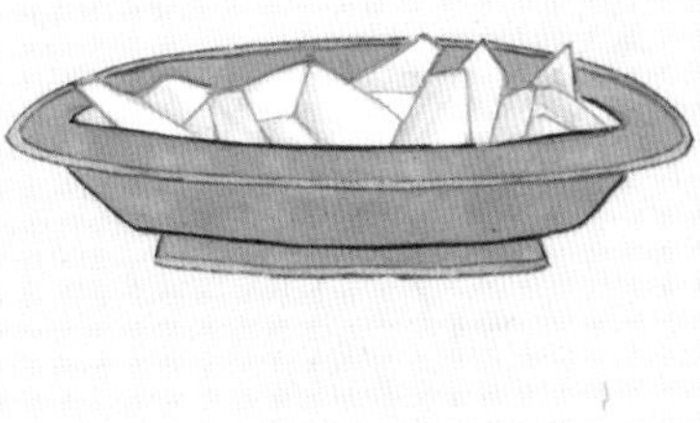

馬牙硝主除五臟積熱伏氣末篩點眼及點眼藥中用甚去赤腫障瞖澀淚痛名醫所錄

名 英硝

地 圖經曰生益州山谷武都隴西今南北皆有之此亦出于朴消也以朴消用煖水淋汁澄清鍊之傾木盆中經宿瑩白若白石英作四五稜白色瑩澈可愛功用與芒硝頗同但不能下利力差小耳近世用之最多

時 生無時 採無時

收 以甆器盛貯

用 明淨者爲好

色 白

味 甘

性 大寒

氣 氣之薄者陰中之陽

臭 朽

主 諸熱

製 碾細如粉用

治 療 別錄云小兒鵝口細研摻於舌上日三五度及小兒重舌細研塗舌下日三度

合 取一兩碎合吳茱萸半升陳者煎取濃汁投消在內乘熱服治食物過飽

不消遂成痞膈良久未轉更進一服立愈○取消光淨者用厚紙裹令按實安在懷內著肉處養一百二十日取出研如粉入少龍腦同研細每用藥末兩米許點目中治不計年歲深遠眼內生瞖膜漸漸昏暗遠視不明但瞳人不破散並醫得

禁 妊娠不可服

解 消化火石之氣及能制伏陽精石之水

生消 無毒 石穴生

生消

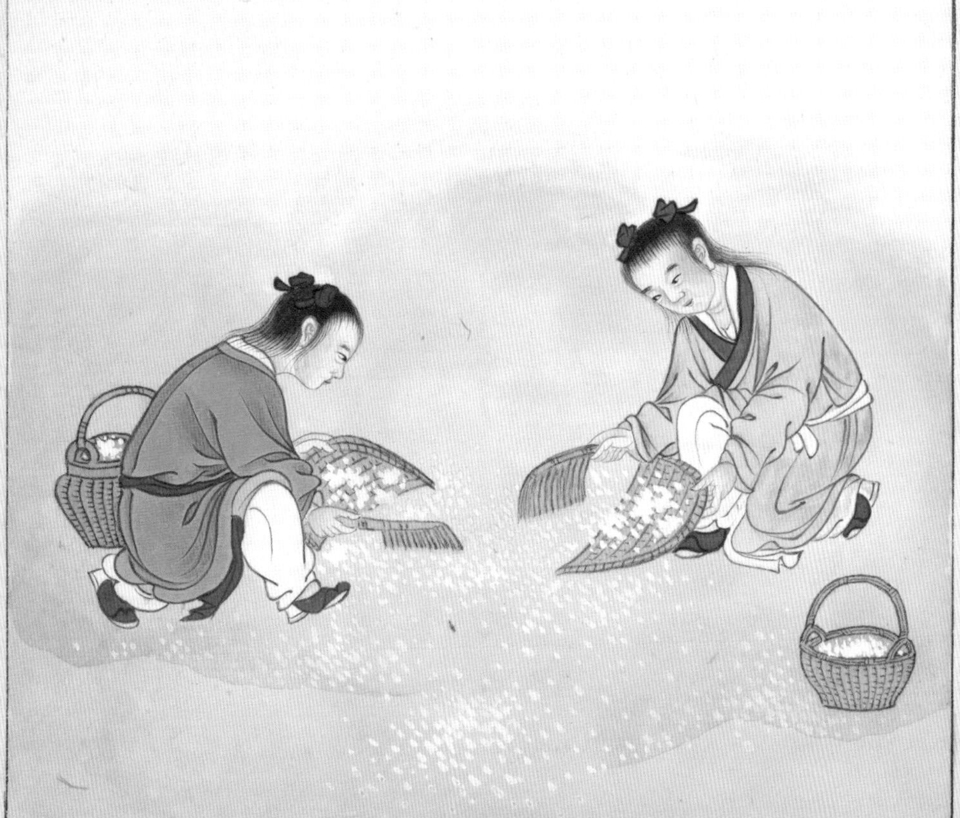

生消主風熱癲癇小兒驚邪瘈瘲風眩頭痛肺壅耳聾口瘡喉痺咽塞牙頷腫痛目赤熱痛多眵淚名醫所錄

【地】圖經曰生茂州西山巖石間及蜀道其形塊大小不常似朴消而小堅其色青白不由煮鍊而成者也今醫家所用甜消彌更精好或疑是此

【時】生無時 採冬月取

【收】以甆器密封盛貯

【用】青白而堅者佳

【質】類朴消而小堅

【色】青白

【味】苦

【性】大寒洩

【氣】氣薄味厚陰也

【臭】朽

【主】積熱

【反】惡麥句薑

【禁】妊娠不可服

石之土

滑石無毒 山穴生

濠州滑石

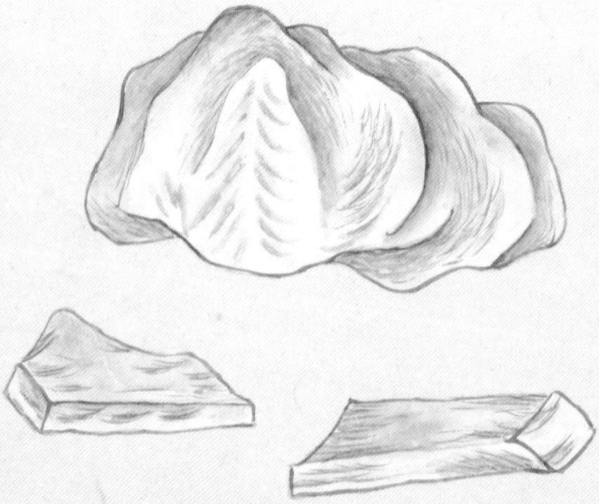

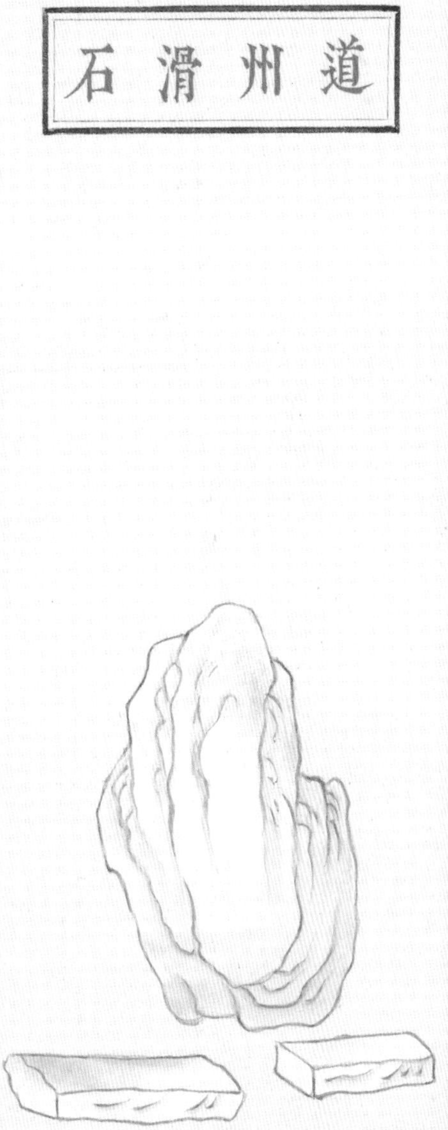

滑石出神農本經主身熱洩澼女子乳難癃音隆閉利小便蕩胃中積聚寒熱益精氣久服輕身耐饑長年以上朱字神農本經通九竅六腑津液去留結止渴令人利中以上黑字名醫所錄

名 液石 共石 脫石 番石 畫石
夕冷

地 圖經曰生赭陽山谷及泰山之陰或掖北白山或卷巏權山今道永萊濠州皆有之此有三種道永州出者白滑如凝脂南越志云膋䲈城縣出膋石膋石即滑石也萊濠州出者理麤質青有白黑點又謂之斑石二種惟可作烹器不堪入藥本經所載土地皆是北方而今醫家所用多是白色者乃自南方來按雷公云滑石有五色當用白色如方解石白青色畫石上有白膩文者爲眞餘皆有毒不入藥也如此與今南中來者形色相類用之無疑矣

【時】生無時 採無時

【用】白膩者爲好

【質】如方解石而輭堷

【色】白

【味】甘

【性】大寒

【氣】氣之薄者陽中之陰

【臭】朽

【主】利水道

【行】足太陽經

【助】石韋爲之使

【反】惡曾青

【製】雷公云用刀刮研如粉以牡丹皮同煑一伏時出去牡丹皮取滑石却用東流水淘過於日中曬乾方用

【治】療圖經曰利小便治淋澀○石淋煩悶取十二分研粉分二服以水調和攪令散頓服之煩熱定即停後服末已盡服必瘥藥性論云末服

治五淋主難産除煩熱心躁【日華子云】治乳癰利津液【衍義曰】若暴得吐逆不下食以生細末二錢匕溫水服仍急以熱麪半盞押定【別録云】乳石發動躁熱煩渴不止用半兩細研如粉以水一中盞絞如白飲頓服之未瘥再服○妊娠不得小便研爲末水和塗臍下二寸○氣壅關格不通小便淋結臍下妨悶兼痛用滑石入分研如麪以水五大合和攪頓服

【禽】末合末丹參蜜豬肪爲膏治妊娠入其月空心酒下彈丸大臨産倍服令滑胎易生○合葱湯調末二錢匕服之治婦人過忍小便致胞轉○取二

兩擣碎以水三大盞煎取二盞去滓下粳米二合煑粥溫溫食之治膈上煩熱多渴通利九竅○取末一升合車前汁和塗臍四畔方四寸療小便不通熱即易之

冬月水和亦得

【禁】畫石上有青黑色者殺人綠色者性寒有毒不入藥用

石之水

石膽 有毒 山窟生

石膽出神農本經主明目目痛金瘡諸癇痙巨郢切女子陰蝕痛石淋寒熱崩中下血諸邪

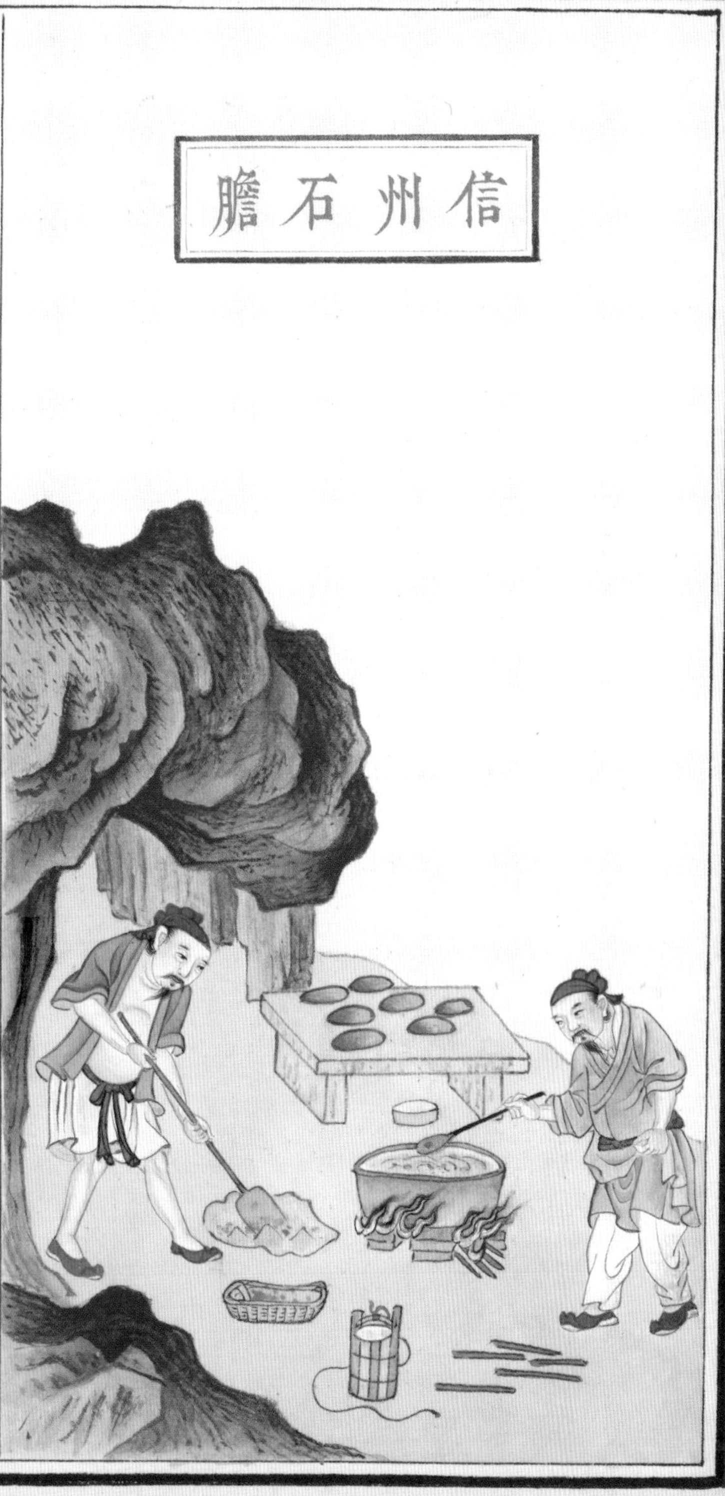

毒氣令人有子鍊餌服之不老久服增壽
神仙能化鐵爲銅成金銀 以上朱字神農本經 散癥
積效逆上氣及鼠瘻惡瘡 以上黑字名醫所錄

【名】畢石　黑石　碁石　銅勒　膽礬　立制石

【地】【圖經曰】出羌道山谷羌里句青山今
惟信州鉛山縣有之生於銅坑中採
得煎鍊而成又有自然生者尤爲真
貴蘇恭云真者出蒲州虞鄉縣東亭
谷窟及薛集窟中有塊如雞卵者爲
眞今南方醫人多用之又著其說云
石膽最上出蒲州大者如拳小者如
桃栗擊之縱橫解皆成疊文色青見

風久則綠擊碎其中亦青也其次出上饒曲江銅坑間者粒細有廉稜如釵股米粒本草注言僞者以醋揉青礬爲之今不然但取麤惡石膽合消石銷溜而成今塊大色淺渾渾無脉理擊之則碎無廉稜者是也亦有挾石者乃削取石膽牀溜造時投消汁中及凝則相著也[陶隱居]云仙經有用此處俗方甚少此藥殆絕今人時有採者其色青綠狀如瑠璃而有白文易破拆梁州信都無復有俗用乃以青色礬石當(去聲)之殊無髣髴

[時]

[採] 二月庚子辛丑日取

[用] 畫鐵上有金線者佳

質　類圖青而形如鴨嘴

色　青碧

味　酸辛

性　寒收

氣　氣薄味厚陰中之陽

臭　腥

主　去痰熱喉痹

助　水英陸英爲之使

【反】畏牡桂菌桂芫花辛荑白薇

【製】凡用研爲細末

【治】【療】【圖經曰】吐風痰【藥性論云】破熱毒【日華子云】治蚛牙鼻內息肉【唐本云】下血赤白面黃女子臟寒【別錄云】甲疽以一兩於火上燒令煙盡碎研末傅瘡上不過四五度立瘥○患口瘡衆療不効膽礬半兩入銀鍋子內火鍜通赤置於地上出火毒一夜細研每取少許傅瘡上吐酸水清涎便瘥

【合】細研石膽合人乳汁和如膏療齒痛及落盡擦齒上或孔中日三四度止

痛復生齒百日後復故齒生乃止毎日以新汲水漱令淨○膽礬爲末用糯米糊丸如芡實大以硃砂爲衣常以硃砂養之冷水化一丸治一切毒立瘥○細研膽礬毎使一字許用溫醋湯下治初中風癱緩一日內者立吐出涎漸輕

【贗】醋揉青礬爲僞

石之石

空青 無毒　土石生

信州空青

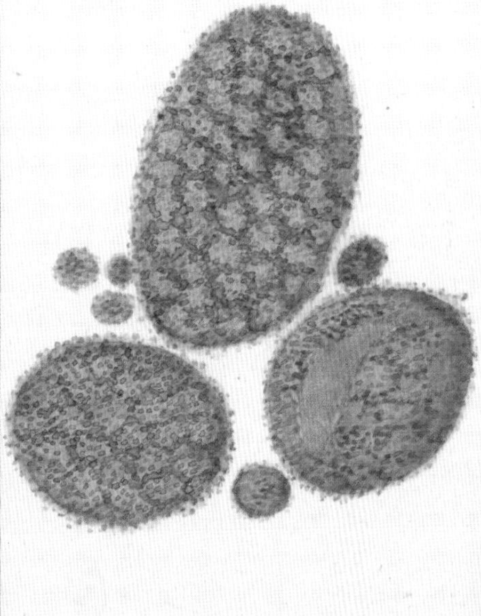

空青出神農本經主青盲耳聾明目利九竅通血脉養精神久服輕身延年不老能化銅鐵鉛錫作金以上朱字神農本經益肝氣療目赤痛去膚瞖止淚出利水道下乳汁通關節破

堅積令人不忘志高神仙以上黑字名醫所錄

名　楊梅青　碧青　魚目青　白青
脫剝牙

地　圖經曰空青生益州山谷及越嶲山有銅處銅精熏則生空青今信州亦時有之狀若楊梅故別名楊梅青其腹中空破之有漿者絕難得亦有大者如雞子小者如豆古方雖稀用而今治眼瞖障爲最要之物又有白青出豫章山谷亦似空青圓如鐵珠色白而腹不空亦謂之碧青以其研之色碧也亦謂之魚目青以其形似魚目也無空青時亦可用今不復見之　陶隱居云越嶲屬益州今出銅官者色最鮮深出始興者弗如益州諸郡

無復有恐久不採之故也凉州西平郡有空青山亦甚多今空青但圓實如鐵珠無空腹者皆鑿土石中取之又以合丹成則化鉛爲金矣諸石藥中惟此最貴醫方乃稀用之而多充畫色殊爲可惜唐本注云此物出銅處有乃兼諸青但空青爲難得今出蔚州蘭州宣州梓州宣州者最好塊段細時有腹中空者蔚州蘭州者片塊大色極深無空腹者

時 採無時又云三月中旬取

收 採時搖之響者有漿隨以濕土養之否則漿乾不甚珍也入藥功力差小

用 有漿者最佳

質 殼如荔枝其腹中空

色 青

味 甘酸

性 寒緩收

氣 味厚於氣陰也

主 鎮肝明目

反 畏菟絲子

治 **療** **藥性論云**去頭風鎮肝瞳人破者再得見物 **日華子云**殼內漿能點

多年青盲內障瞖膜養
精氣其殼又可磨瞖也

石之石

曾青 無毒 土石生

曾青

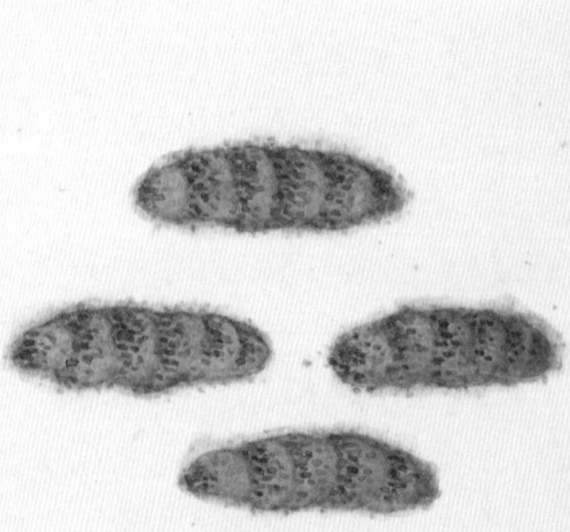

曾青 出神農本經 主目痛止淚出風痺利關節通九竅破癥堅積聚久服輕身不老能化金銅 以上朱字神農本經 養肝膽除寒熱殺白蟲療頭風腦中寒止煩渴補不足盛陰氣 以上黑字

名醫所錄

地 圖經曰生益州山谷及越嶲山有銅處銅精熏則生今信州亦有之與空青療頗相似而色理亦無異但其形纍纍如連珠相綴今極難得唐本注云蔚州者好其次鄂州餘州並不任用

時 採無時

用 無夾石者佳

質 類蟬腹而連珠相綴

色 土黃

【味】酸

【性】微寒收

【氣】味厚於氣陰也

【主】目痛爽神氣

【反】畏菟絲子

【製】雷公云凡修事二兩要紫背天葵甘草青芝草三件乾濕各一鎰並細剉放於一鑪堝內將曾青於中以東流水二鎰并諸藥等緩緩煑之五晝夜勿令水火失時足取出以東流水浴過却入乳鉢內研如粉用

三種海藥餘

車渠集韻云生西國是玉石之類形似蜯蛤有文理大寒無毒主安神鎮宅解諸毒藥及蟲螫以玳瑁一片車渠等同以人乳磨服極驗也又西域記云重堂殿梁檐皆以七寶飾之此其一也

金線礬廣州志云生波斯國味鹹酸澁有毒主野雞瘻痔惡瘡疥癬等疾打破內有

金線文者爲上多入燒家用

波斯白礬廣州記云出大秦國其色白而瑩淨內有棘鍼紋味酸澁温無毒主赤白漏下陰蝕泄痢瘡疥解一切蟲蛇等毒去目赤暴腫齒痛火鍊之良惡牡蠣多入丹竈家功力逾於河西石門者近日文州諸番徃徃亦有可用也

一十八種陳藏器餘

金漿味辛平無毒主長生神仙久服腸中
盡爲金色
古鏡味辛無毒主驚癇邪氣小兒諸惡煮
取汁和諸藥煮服之文字彌古者佳爾
勞鐵主賊風燒赤投酒中熱服之勞鐵經
用辛苦者鐵是也
神丹味辛温有小毒主萬病有寒温飛金
石及諸藥隨寒温共成之長生神仙

鐵鏽主惡瘡疥癬和油塗之蜘蛛蟲等咬和蒜磨傅之此鐵上衣也鏽生鐵上者堪用

布鍼主婦人橫產燒令赤內酒中七遍服之可取二七布鍼一時火燒癰者用縫布大鍼是也

銅盆主熨霍亂可盛灰厚二寸許以炭火安其上令微熱下以衣藉患者腹漸漸熨

之腹中通熱差
釘棺下斧聲之時主人身齎肉可候有時
專聽其聲聲發之時便下手速擦二七遍
已後自得消平也產婦勿用
枷上鐵釘有犯罪者忽遇恩得免枷了取
葉釘等後遇有人官累帶之除得灾
黃銀銀注中蘇云作器辟惡瑞物也按瑞
物即黃銀載於圖經銀瓮丹甑非人所為

既堪爲器明非瑞物今烏銀辟惡煮之工人以爲器物養生者爲器以煮藥兼於庭中高一丈夜承得醴投別器中飲長年今人作烏銀以硫黃薰之再宿瀉之出即其銀黑矣此是假非眞也

石黃雄黃注中蘇云通名黃石按石黃今人敲取精明者爲雄黃外黑者爲薰黃主惡瘡殺蟲薰瘡疥蟣虱和諸藥薰嗽其武

都雄黃燒不臭薰黃中者燒則臭以此分
别之蘇云通名未之是也
石脾芒硝注中陶云取石脾爲硝石以水
煮之一斛得三斗正白如雪以石投中則
消故名消石按石脾芒消消石並生西戎
鹵地鹹水結成所生次對相似
諸金有毒生金有大毒藥人至死生嶺南
夷獠洞穴山中如赤黑碎石金鐵屎之類

南人云毒蛇齒脫在石中又云蛇著石上又鴆屎著石上皆碎取毒處爲生金以此爲雌黃有毒雄黃亦有毒生金皆同此類人中金藥毒者用蛇解之其候法在金蛇條中本經云黃金有毒誤甚也生金與彼黃金全別也

水中石子無毒主食魚鱠腹中脹滿成瘕痛悶飲食不下日漸瘦取水中石子數十

枚火燒赤投五升水中各七遍即熱飲之
如此三五度當利出瘕也
石漆甚燃燭膏半缸如漆不可食此物水
石之精固應有所主療檢諸方見有說博
物志酒泉南山石出水其如肥肉汁取著
器中如凝脂正黑與膏無異彼方人謂之
石漆今檢不見其方深所恨也
燒石令赤投水中內鹽數合主風瘙癮疹

及洗之又取石如鷄卵大猛火燒令赤內
醋中十餘度至石碎盡取屑暴乾和醋塗
腫上出北齊書醫人馬嗣明發背及諸惡
腫皆愈此並是尋常石也
石藥味苦寒無毒主折傷內損瘀血止煩
悶欲死者酒消服之南方俚人以傅毒箭
鏃及深山大蝮中人速取病者當頂上十
字剺之令皮斷出血以藥末瘡上并傅所

傷處其毒必攻上下洩之當出黃汁數升則悶解俚人重之帶於腰以防毒箭亦主惡瘡熱毒癰腫赤白遊瘻蝕等瘡北人呼腫名之曰遊並水和傅之出賀州石上山內似碎石硇砂之類土人以竹筒盛之

研朱石槌主妒乳煮令熱熨乳上取二槌更互用之以巾覆乳上令熱徹內數十遍取差為度也

本草品彙精要卷之一

本草品彙精要卷之二

玉石部上品之下

七種神農本經朱字

一種名醫别錄黑字

一種唐本先附注云唐附

八種宋本先附注云宋附

二種今補

一十七種陳藏器餘

已上總三十六種

內七種今增圖

禹餘糧　太一餘糧 今增圖　白石英 青黃赤黃石英附

紫石英　五色石脂　青石脂 宋附今增圖

赤石脂 宋附　黃石脂 宋附今增圖　白石脂 宋附

黑石脂 宋附今增圖　白青 今增圖　綠青

扁 音褊 青 今增圖　石中黃子 唐附　無名異 宋附

菩薩石 宋附今增圖　婆娑石 宋附　爐甘石 今補

六月河中諸熱砂

本草品彙精要卷之二

玉石部上品之下

石之土

禹餘糧 無毒　　土石生

禹餘糧

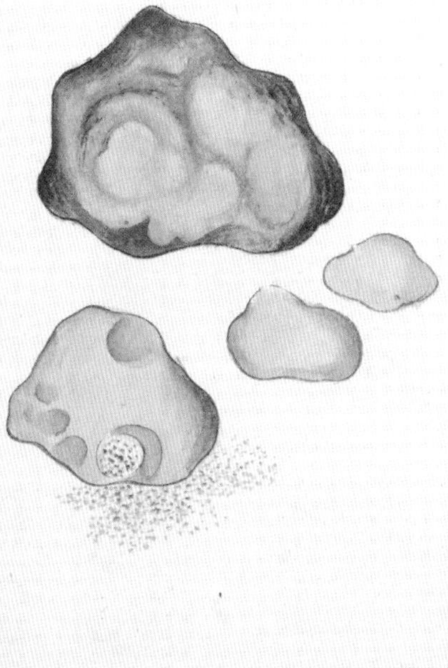

禹餘糧 出神農本經 主欬逆寒熱煩滿下赤白血閉癥瘕大熱鍊餌服之不饑輕身延年 以上朱字神農本經 療小腹痛結煩疼 以上黑字名醫所錄

名 白餘糧

地 圖經曰生東海池澤及山島中或池澤中今惟澤潞州有之多出東陽山岸間茅山甚有好者狀如鵝鴨卵外有殼重疊中有末如蒲黃又若牛黃重重甲錯其佳處乃紫色泯泯如麪齧之而無磣也 陶隱居云 平澤中有一種藤苗似菝葜根形如薯蕷者禹山行乏食採此以充糧而棄其所餘

耳張華博物志云扶海洲上有草焉名蒒草其實食之如大麥從七月稔熟民斂至冬乃訖名自然穀亦曰禹餘糧今藥中有禹餘糧者世傳昔禹治水棄其所餘食於江中而爲藥也然則蒒草與此異物而同名也其云棄之江中而爲藥乃與生海池澤者同種乎

【時】【採】無時

【收】甆器盛之

【用】石內細末

【色】黃白

味 甘

性 平寒緩

氣 氣之薄者陽中之陰

臭 朽

主 欬逆煩滿

助 牡丹爲使

製 雷公云凡修事四兩先用黑豆五合黃精五合水二斗煑取五升置於甆堝中下禹餘糧著火煑旋添汁盡爲度其藥氣自然香如新米擣了又研

一萬杵

方用

治 療藥性論云止崩漏日華子云治邪氣及骨節疼四肢不仁痔瘻等疾

補日華子云入服耐寒暑

合 合赤石脂各一斤並碎之以水六升煮取二升去滓分二服治傷寒下利不止心下痞鞕（音硬或作靳）利在下焦者

○禹餘糧一枚狀如酸餡者入地埋一半四面緊築用炭一稱發頂火一斤鍜以火三分耗二爲度用濕砂土罨一宿取出打去外面一重細研水淘澄五七度將紙襯乾再研數千遍用甘草煎湯服二錢匕治產後煩躁

○醋淬細研合乾薑末等分空心酒

服二錢治白帶○醋淬細研一兩合
乾薑末五錢空心酒服二錢治赤帶

石之土

太一餘糧 無毒 土石生

太一餘糧

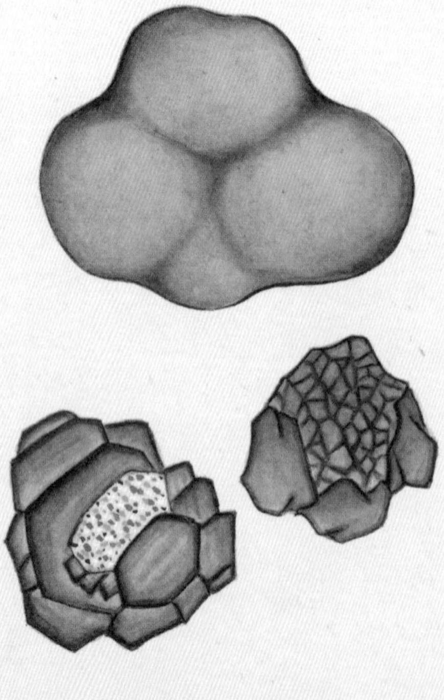

太一餘糧 出神農本經 主欬逆上氣癥瘕血閉

漏下除邪氣久服耐寒暑不饑輕身飛行千里神仙以上朱字神農本經肢節不利大飽絕力身重以上黑字名醫所錄

名 石腦 禹哀

地 圖經曰生泰山山谷蘇恭云此與禹餘糧但以精粗爲別其精者爲太一也其殼若甆方圓不定初在殼中未凝結者猶是黃水名石中黃子久凝乃有數色或青或白或赤或黃年多變赤因赤漸紫惟赤及紫者俱名太一其餘通謂之禹餘糧也今醫家用之亦不能如此分別陳藏器云太一

者道之宗源太者大也一者道也大道之師即禹之理化神君禹之師也師常服之故有太一之名蘇恭直以紫赤精粗為名都無按據雷公云太一禹餘糧看即如石輕敲便碎如粉兼重重如葉子雌黃也

謹按諸說禹餘糧太一餘糧之源固有所自以至理論之未無疵也蓋嘗藥命名肇自神農二種之名皆神農朱書所載一云禹餘糧為大禹食餘而名一云太一為理化神君常食而名殊未可信且禹後神農而出安得未生而預有其名乎理化先禹而生焉有先師而取弟之名乎如丁公藤劉寄奴何首烏之類一時感遇因人致名好事

者遂以此例之若蘇恭以爲禹餘太一之異者但精粗之分耳此說似爲得之

時 採無時或九月取

用 石殼中末

色 赤紫

味 甘

性 平緩

氣 氣之薄者陽中之陰

臭　朽

主　癥瘕血閉

助　杜仲爲之使

反　畏貝母菖蒲鐵落

製　與禹餘糧同

治　療　圖經曰定六腑鎮五臟

補　雷公云益脾安臟氣

贗　石中黃并卵卵石黃此二石眞似禹餘糧也其石中黃向裏赤黑黃味淡微跙卵石黃味酸箇箇如卵內有子一塊不堪用也若誤餌之令人腸乾

石之石

白石英無毒附青黃赤黑石英石生

澤州白石英

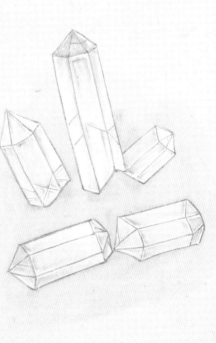

白石英出神農本經主消渴陰痿不足欬逆胸膈間久寒益氣除風濕痺久服輕身長年

以上朱字神農本經療肺痿下氣利小便補五臟通日月光耐寒熱以上黑字名醫所錄

地

圖經曰生華陰山谷及泰山陶隱居以新安出者佳蘇恭以澤州者爲勝大抵明澈有光精白無瑕如指長二三寸六面如削者可用長五六寸者彌佳其黃端白稜名黃石英赤端名赤石英青端名青石英黑端名黑石英古人服食惟白石英爲重餘色者方家不甚見用惟紫石英下品已具之矣蓋英乃精英之義況六英之貴者惟白石英也唐本注云所在皆有今虢州洛州山中俱出大徑三四寸長五六寸通以澤州者爲勝也衍義

【曰】紫白二石英當攻疾可暫煮汁用未聞久服之益張仲景只令㕮咀不爲細末用者豈無意也其欲久服者更宜詳審

【時】【採】無時亦云二月取

【用】透明方潔者佳

【質】類白玉而方稜瑩澈

【色】白

【味】甘辛

【性】微溫

【氣】氣厚於味陽中之陰

【臭】朽

【主】鎮心安䰟魄

【反】惡馬目毒公

【製】剉如麻豆大或研如粉用

【治】【療】【藥性論】云除肺癰吐膿欬逆上氣黄疸【日華子】云五色石英去心腹邪氣女人心腹痛及胃中冷氣主驚悸安䰟定魄下乳

【補】【日華子】云益毛髮悅顏色壯陽道其補益隨臟色而治青者治肝赤

者治心黃者治脾胃
白者治肺黑者治腎

【合】取十兩搥如大豆許以麄瓶盛用好酒二㪷浸以泥重封瓶口将馬糞及糠火煨之常令酒小沸從卯至午次日煖三鍾飲日三度如飲酒少隨性飲之治腹堅脹滿白石英可更一度燒用○合硃砂各一兩同研如散每服半錢夜臥煎金銀湯調下治心藏不安驚悸善忘上膈風熱化痰安神

石之石

紫石英 無毒 石生

紫石英

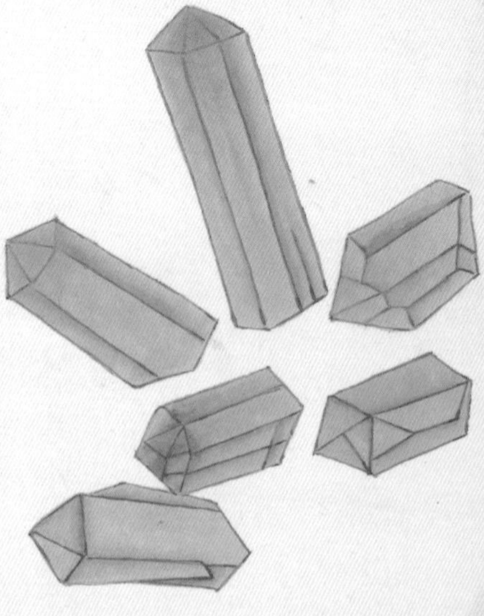

紫石英出神農本經主心腹欬逆邪氣補不足女子風寒在子宮絕孕十年無子久服溫中輕身延年以上朱字神農本經療上氣心腹痛寒熱邪氣結氣補心氣不足定驚悸安魂魄

塡下焦止消渴除胃中久寒散癰腫令人悅澤以上黑字名醫所錄

地 圖經曰生泰山山谷今嶺南及會稽山中亦有之欲令如削紫色達頭如擣蒲者陶隱居云泰山石色重澈下有根者最佳會稽石形色如石榴子者最下昔時並雜用今丸散家採擇惟用泰山最勝餘處者可作丸酒餌又按嶺表錄異云隴州山中多紫石英其色淡紫瑩澈隨其大小皆五稜兩頭如箭鏃煑水飲之暖而無毒比北中白石英其力倍矣隱居又云今第一用泰山石色重澈下有根次出雹零山亦好又有南城石無根又有

青綿石色赤重黑不明澈又有林邑石腹裏別有一物如眼吳典石四面纔有紫色無光澤者次之

時 採無時

用 瑩澈者佳

色 紫

味 甘辛

性 溫平緩

氣 氣厚於味陽中之陰

臭 朽

主 安心神養肺氣

助 長石爲之使

反 畏扁青附子惡鮀甲黃連麥句薑

製 生用打碎如米豆大入丸散火鍛醋淬七遍研細水飛用

治 療 圖經曰鎭心療婦人諸疾 藥性論云治驚癇蝕膿虛而驚悸不安

補 藥性論云女人服之有子主養肺氣 別錄云輕身充饑

合治 用醋淬擣爲末合生薑米醋煎傅之摩亦得治癰腫毒瘥○以五兩打碎

如米豆大水淘一遍以水一斗煑二升去滓細細服或煑粥羹食亦得服盡更煎之補虛勞止驚悸令人能食

○合白石英寒水石石膏乾薑大黄龍齒牡蠣甘草滑石各等分㕮咀以水一升煎三分去滓食後溫呷治風熱瘛瘲及驚癇効

石之土

五色石脂 無毒　土石生

五色石脂主黄疸洩痢腸澼膿血陰蝕下血赤白邪氣癰腫疽痔惡瘡頭瘍疥瘙久

服補髓益氣肥健不饑輕身延年五石脂
各隨五色補五臟神農本經
圖經曰五色石脂舊經同一條並生
南山之陽山谷中主治並同後人各
分之所出既殊功用亦別用之當依
後條然今惟用赤白二種餘不復識
也

石之土

青石脂無毒　土石生

青石脂

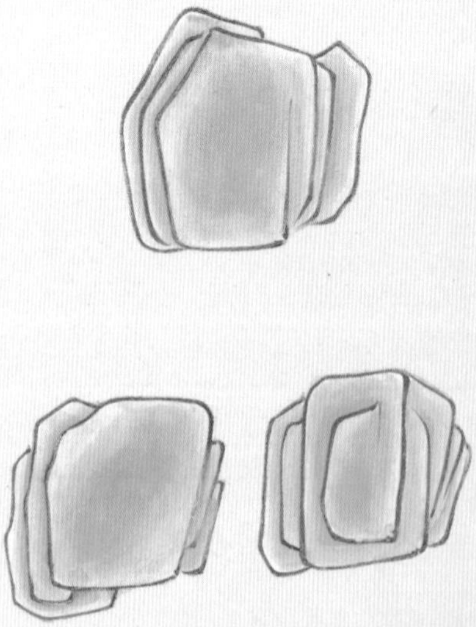

青石脂主養肝膽氣明目療黃疸洩痢腸澼女子帶下百病及疽痔惡瘡久服補髓益氣不饑延年名醫所錄

名　青符

地 圖經曰生齊區山及海崖山谷中

時 採無時

用 色理鮮膩者佳

質 類滑石而酥輭

色 青

味 酸

性 平收

氣 味厚於氣陰中之陽

臭 朽

主 養肝氣除煩熱

製 火鍛通赤放冷研細水飛用

石之土

赤石脂 無毒 土石生

潞州赤石脂

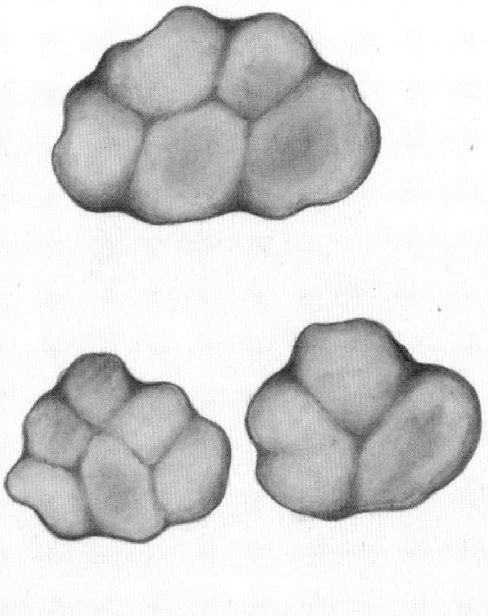

赤石脂主養心氣明目益精療腹痛洩澼下痢赤白小便利及癰疽瘡痔女子崩中漏下產難胞衣不出久服補髓好顏色益智不饑輕身延年名醫所錄

名　赤符

地　圖經曰出濟南射陽及泰山之陰蘇恭云濟南泰山不聞出者惟虢州盧氏縣澤州陵川縣慈州呂鄉縣並有及宜州諸山亦出今出潞州以色理鮮膩者爲勝

時　生無時　採無時

用　紋理細膩者佳

質　類滑石而酥輭

色　赤

味 甘酸辛

性 大溫緩

氣 氣之厚者陽也

臭 朽

主 養心氣固腸胃

反 畏黃芩芫花惡大黃松脂

製 鍛過用生用亦可

治 〔補〕〔藥性論云〕補五臟虛乏

【合】取一斤擣篩合酒飲服方寸匕任加至三七服盡一斤能補五臟則終身不吐淡水又不下痢令人肥健其源蓋飲冷過度遂令脾胃氣羸飲食入胃不消皆成冷水反吐不停也○取一斤一半全用一半末用乾薑一兩粳米半升水七升煑之米熟爲度去滓飲七合內石脂末一方寸匕服日三治傷寒下痢不止便膿血者○合烏頭一分附子二分並炮赤石脂乾薑蜀椒各四分同爲末蜜丸桐子大食前服一丸治心痛徹背者○合乾薑各一兩胡椒半兩爲末醋糊丸桐子大空心米飲下五七十丸治大腸寒滑小便精出○末合粥飲調服半錢治小兒疳瀉加京芎等分同服妙